がんや感染症に負けない
免疫力&抗酸化力をつける

最強の野菜スープ〈新装版〉

40人の証言

熊本大学名誉教授
東北大学特別招聘プロフェッサー
前田浩

ブティック社

この本はマキノ出版の書籍を、
ブティック社が再出版したものです。

はじめに

読者の貴重な体験を世の人々に役立てていただきたい

『最強の野菜スープ』と『最強の野菜スープ　活用レシピ』を上梓《じょうし》して、その反響の大きさに私自身驚いています。

ベストセラーになったこともさることながら、私が感激したのは、読者が自発的に書いて送ってくださる「読者はがき」や「お手紙」の内容です。野菜スープを飲んで体調がよくなった喜びや感謝の言葉をたくさんのかたがたから頂戴しました。

便秘や疲労、足のだるさが改善した、肌にハリが出た、お化粧のノリがよくなった、視界が明るくなった、ダイエットできた、国民病ともいわれる糖尿病の検査値が正常になった、抗がん剤の副作用が大幅に減って日常生活が楽しくなったなど、例を挙げればきりがありません。

さらに私が驚いたのは、読者のかたがご自身で読むだけでなく、この本を何冊も購入されて今度はご友人や親、お孫さんたちにプレゼントされたというかたがおおぜいおられたことです。著者としてこれ以上の喜びはありません。

編集部宛てに送られてくる読者はがきやお手紙は、今までに１０００通近くあるそうですが、編集部経由で私もすべて目を通しています。

読むうちに、こんな貴重な体験をこのまま埋もれさせるのはもったいない。承諾を得られるならば、発表して世の中の役に立たせていただけないだろうか。野菜スープが体によいという話を多くのかたがたに知っていただくことは、多くの国民が健康で長生きをする一助になり、ひいてはそれが国の医療費の削減にもつながり国の財政にも寄与できるのではないか。

そのような話を私が編集部に提案をして生まれたのが本書です。今回は40人の体験談しか掲載できませんでしたが、このかたがたは無数の読者の代表です。背景にはさらに多くの皆さんがおられます。

「野菜スープの習慣」は心を前向きに豊かにする

読者はがきやお手紙を拝見して気づかされたことがほかにもあります。野菜スープを毎日続けておられるかたは、体が健康になるだけでなく、メンタル的にも前向きで豊かになるようだということです。

・野菜をコトコト煮る時間が楽しい
・いっぺんにたくさんの野菜がとれるのでうれしい
・野菜だけでこんなにおいしいとは知りませんでした。感動しました
・野菜スープで体調がよくなり、気持ちまで楽になりました
・野菜がしっかりとれることが自信になり、食事が楽しくなりました
・コロナで大変な時期だが野菜スープを作ることでリズムのいい日々を送っています

・野菜スープは男の料理に最高です。しかもうまい！
・野菜ぎらいのアトピーの孫が食べてくれました
・高齢の母がポタージュを食べてくれてうれしいです
・野菜スープにすることを考えると、家庭菜園にも力が入ります
このように野菜スープを作る楽しさや食べる喜びを綴ってくださるかたが何人もおられます。

野菜スープのファイトケミカルは有用成分が豊富な〝超合金〟

野菜をスープにすることのメリットは、少し加熱するだけで野菜の細胞壁が壊れて、なかの有効成分がスープに溶け出ることです。

野菜の有効成分で私が重要視するのは、ビタミンやミネラルだけでなく、多種類の抗酸化物質です。抗酸化物質とは、酸化による細胞の老化や遺伝子の損傷を防ぐ物質のことで、その代表は「ファイトケミカル」です。

ファイトケミカルは植物が作り出す天然の化学物質です。その数は1万種を超える

といわれ、野菜はそれぞれが異なるファイトケミカルをいくつも持っています。

金属でも、同一金属からなる純粋なアルミニウムよりも、これに銅やマンガン、マグネシウム、鉄、ケイ素などを混ぜたジュラルミンのほうが、強度も強く、金属がサビるのを防ぐ力（防蝕性）もあって、利用価値がはるかに高くなっています。

「最強の野菜スープ」を作るとき、私が多種類の野菜を使うようにお勧めする理由はこの点にあります。野菜を多種類用いてスープを作ると、異なるファイトケミカルによって、作用が複合的多面的に増強されるのです。

野菜スープはまさに、多くの有用成分を含む〝超合金〟のようなものです。単一成分から構成される医薬品のような副作用は全くなく、多くの健康上の問題に対しても有用です。

生野菜より加熱したスープのほうが免疫力はアップ！

生野菜より野菜スープをお勧めする理由としてもう一つ重要なのは、免疫力が高まることです。

野菜を加熱すると、野菜に含まれる水溶性の食物繊維の多くがスープに溶け出します。食物繊維は、腸内細菌叢（腸内フローラ）の善玉菌の増殖を促進したり、腸管から吸収されて白血球などを活性化したりします。腸内フローラの改善と白血球の活性化は免疫力の増強に貢献します。これらはいずれも、生野菜ではほとんど得られないスープによる効用です。

野菜の調理法は、スープ、みそ汁、鍋、どれでもかまいません。加熱すると野菜の細胞壁が壊れ、なかの有用成分がスープに溶け出ます。これによって腸から効率よく吸収できるようになり、より多く、何倍もの有用成分が摂取できるのです。

自分の好みに合った味付けをして、長期間続けてほしいものです。

野菜スープによって、多くのかたがたが健康で若々しい人生を過ごされることを祈念して、この第3弾の本書をお届けする次第です。

【編集部より】野菜スープの作り方のコツ等について前田浩先生の奥様より貴重なアドバイスをいただきました。ご協力に感謝いたします。

もくじ

がんや感染症に負けない免疫力&抗酸化力をつける
最強の野菜スープ　40人の証言

第1章

野菜スープの基本の作り方、食べ方、味付け、保存

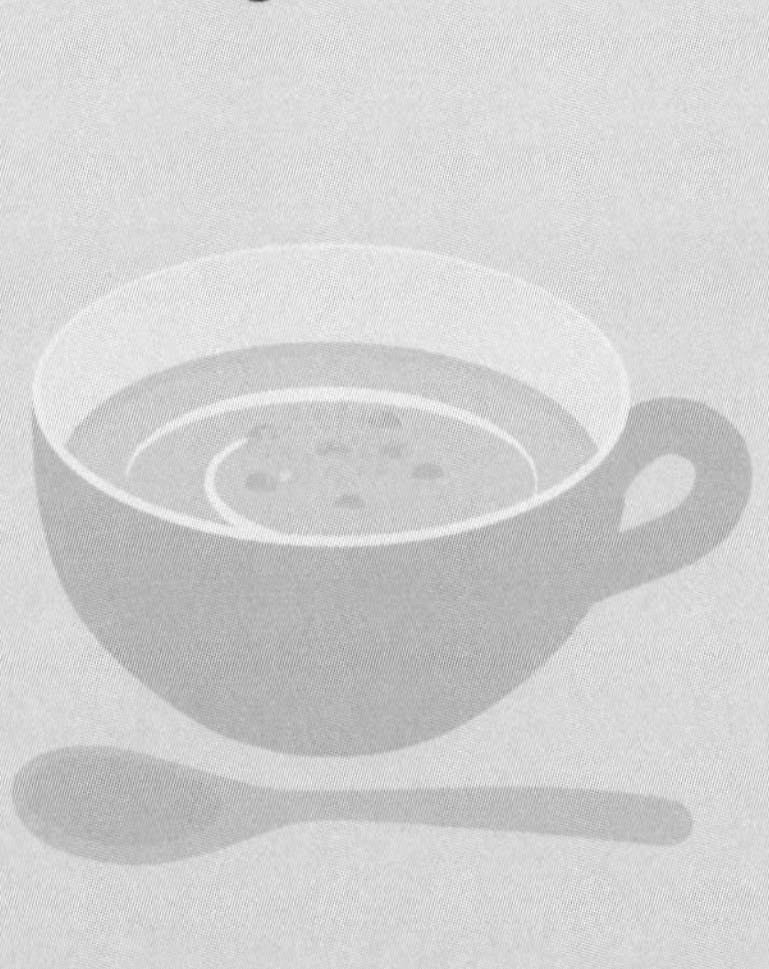

第2章

超シンプルですごいパワー！
野菜スープのアレンジレシピ

第3章 野菜スープの実践者40人が語る

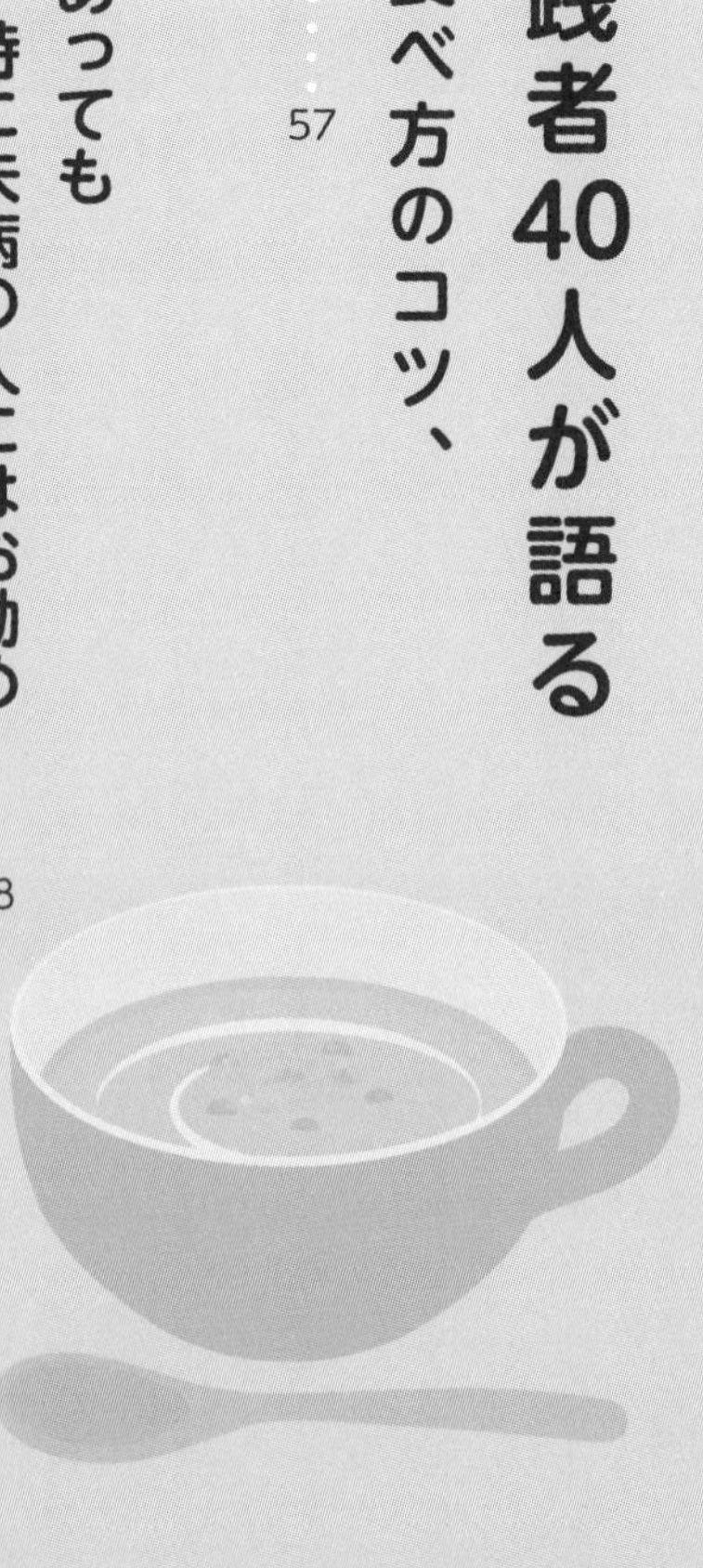

第4章

野菜スープは未病を改善し病気やがんから体を守る

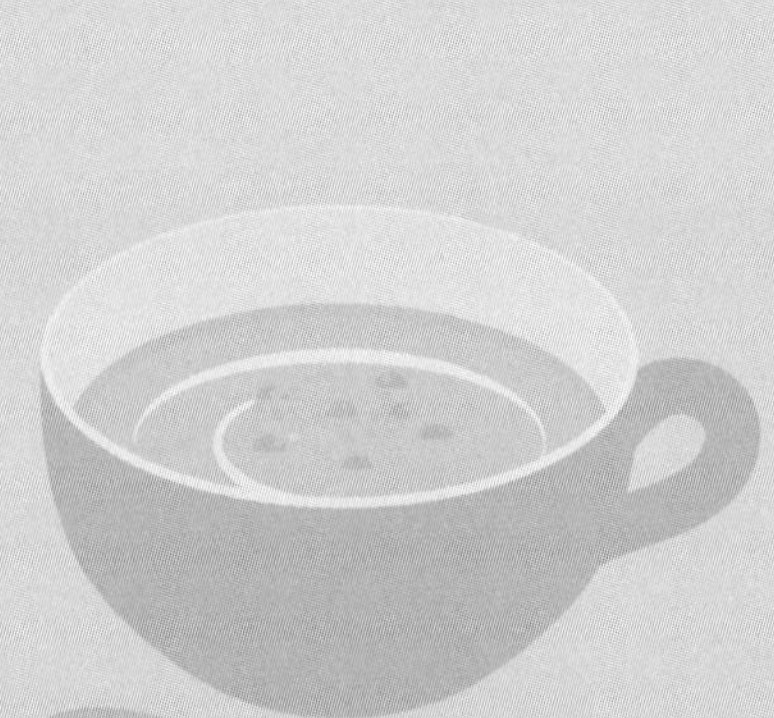

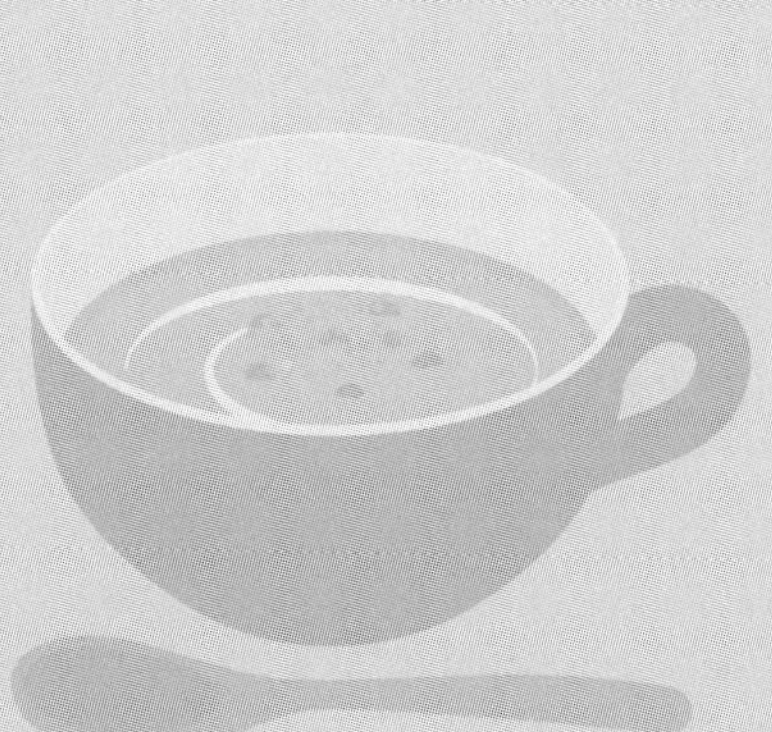

ブックデザイン
カバー　ニクスインク（二ノ宮匡）
本文　鳴島幸夫
レシピ考案・料理・スタイリング　古澤靖子
料理撮影　河野公俊
図版制作　田栗克己
ライティング　斉藤季子　村田洋子　岩崎裕朗
編集　岩崎裕朗

なぜ野菜スープは最強なのか
——真髄はここ！

健康効果

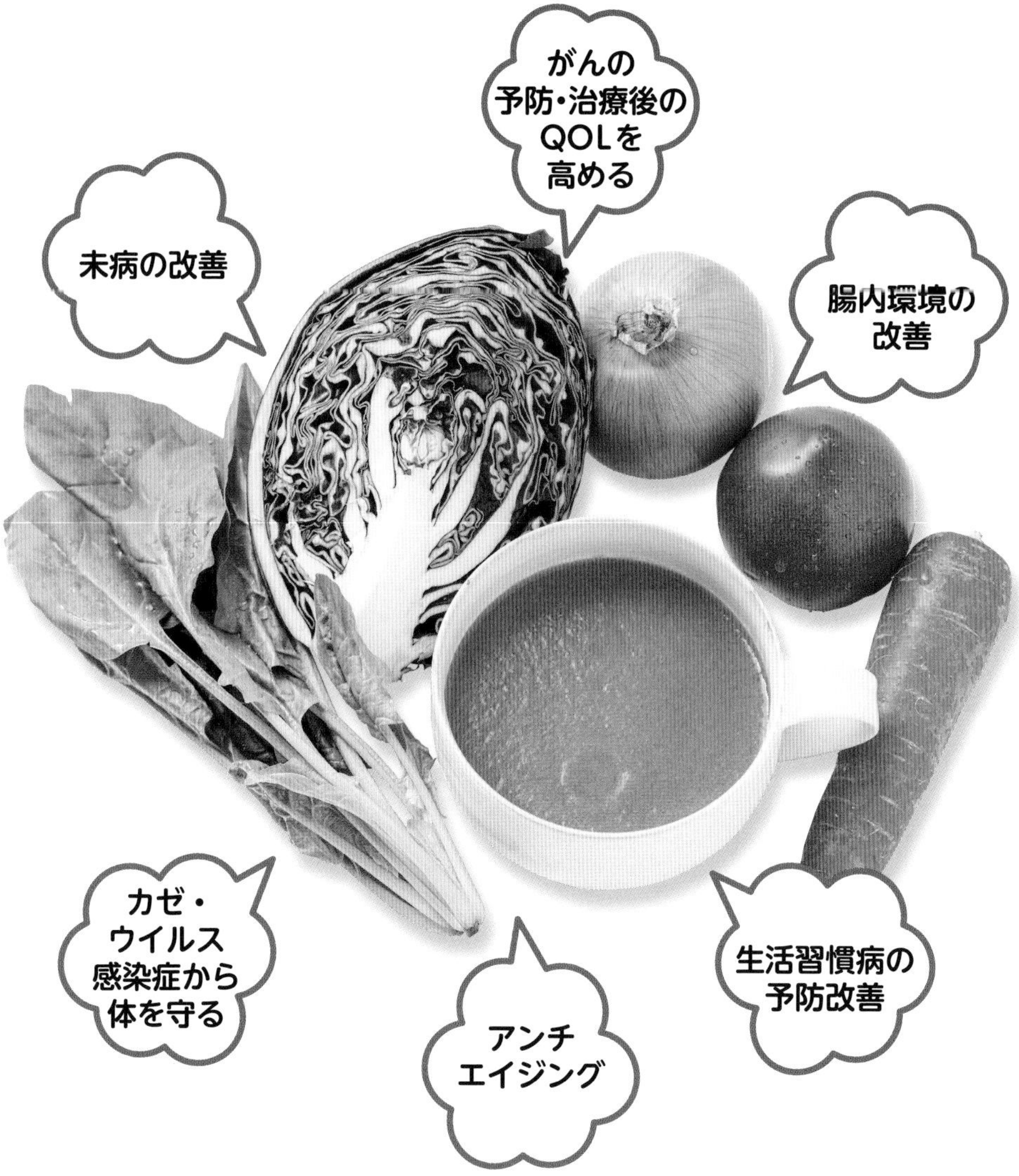
がんの
予防・治療後の
QOLを
高める
未病の改善
腸内環境の
改善
カゼ・
ウイルス
感染症から
体を守る
アンチ
エイジング
生活習慣病の
予防改善

作り方が超簡単で、続けるのが楽！野菜が一度にたくさんとれる！

「最強の野菜スープ」の作り方は驚くほど簡単なので苦になりません。

しかも、多種類の野菜が一度に大量にとれる――多くのかたが長続きする理由はここにあります。

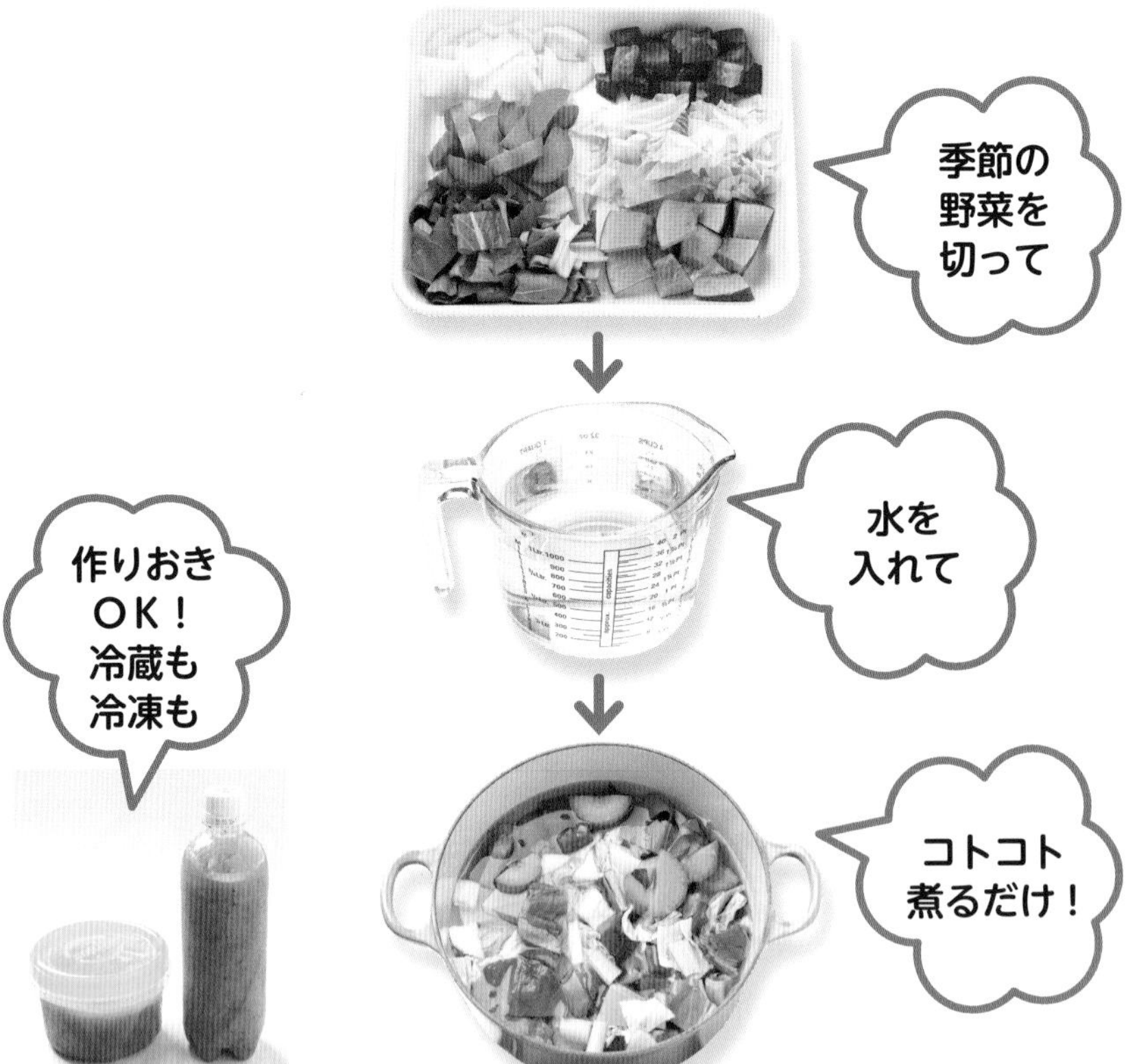
季節の野菜を切って
水を入れて
コトコト煮るだけ！
作りおきOK！冷蔵も冷凍も

スープにすると野菜の有効成分が一挙に溶け出る！サラダより抗酸化力は10～100倍強い！

野菜の有効成分は
野菜を加熱して細胞を壊さないと吸収されにくい

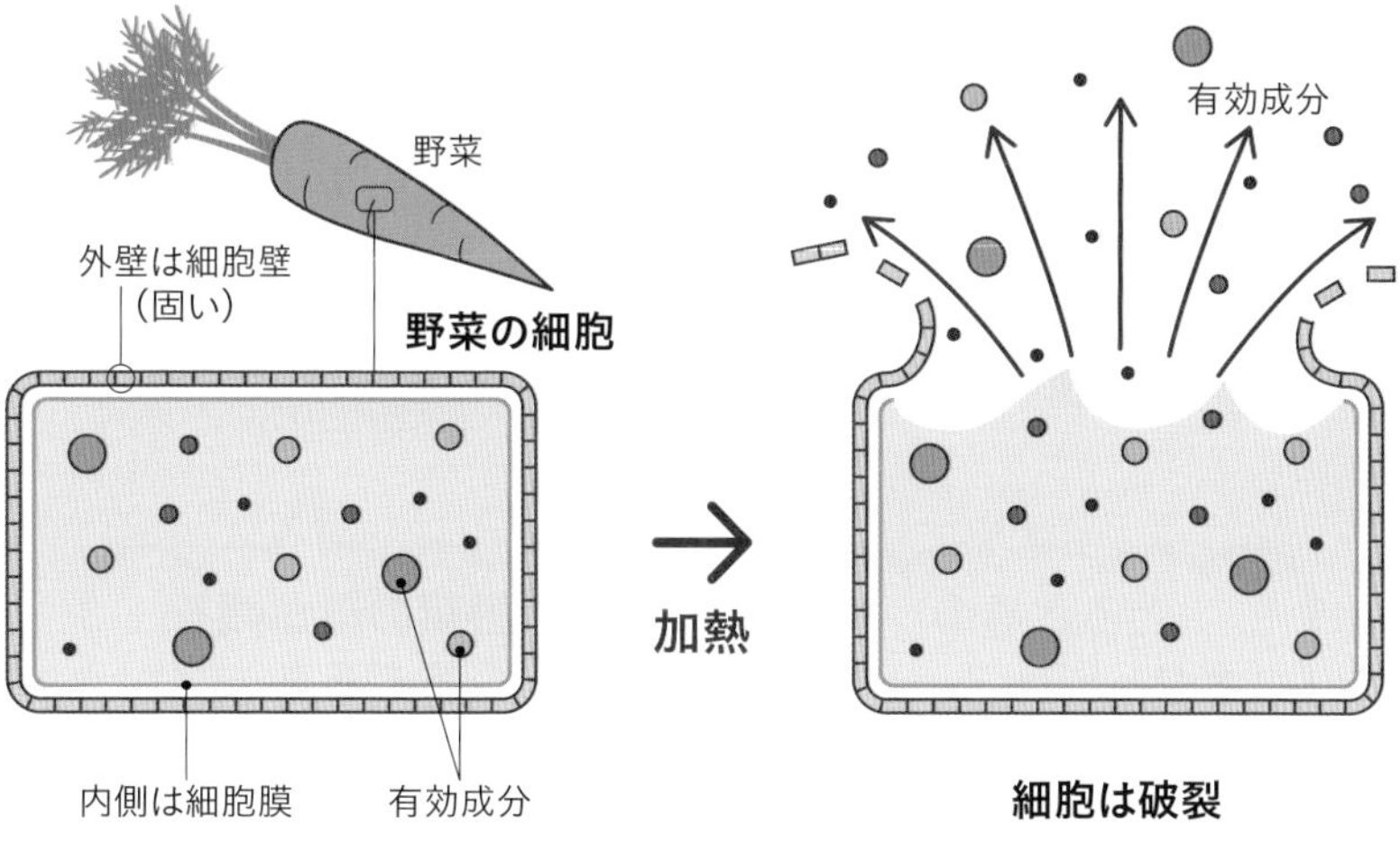

野菜の細胞は、固い構造の細胞壁でおおわれていて、噛む程度では壊れない。
しかし、5分程度95～100℃のお湯で煮ると細胞壁が壊れ、細胞内の成分の80％以上は煮汁（スープ）に溶け出てくる。
野菜は加熱してスープにしたほうが有効成分の吸収が格段によくなる。

シンプルなのに、味は滋味深くやさしい
これこそ野菜の最強の食べ方！

作り方はシンプルなのに、野菜がたくさんとれて、ファイトケミカルの相乗効果が
得られる。野菜の甘みやうまみが感じられてやさしい。
ご馳走スープではありませんが、
ここに「最強の野菜スープ」のよさ、真髄があります。

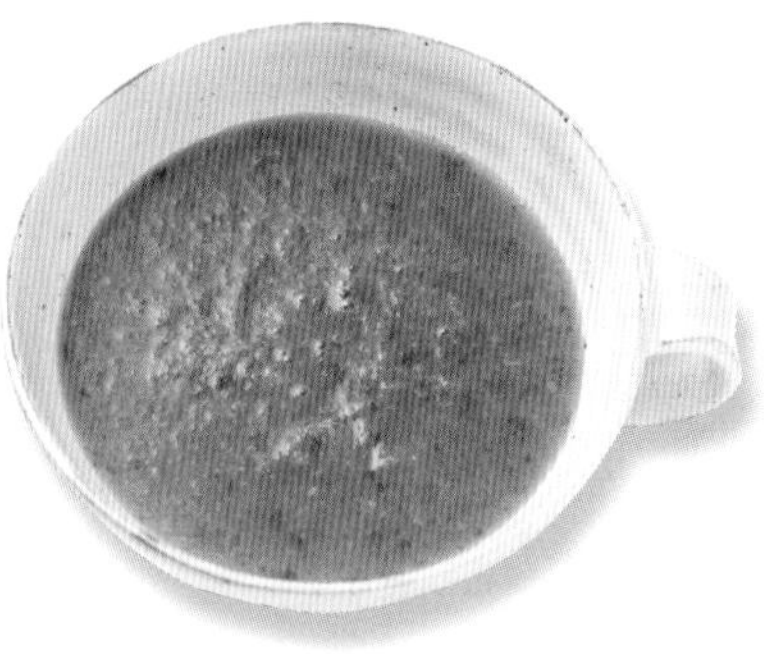

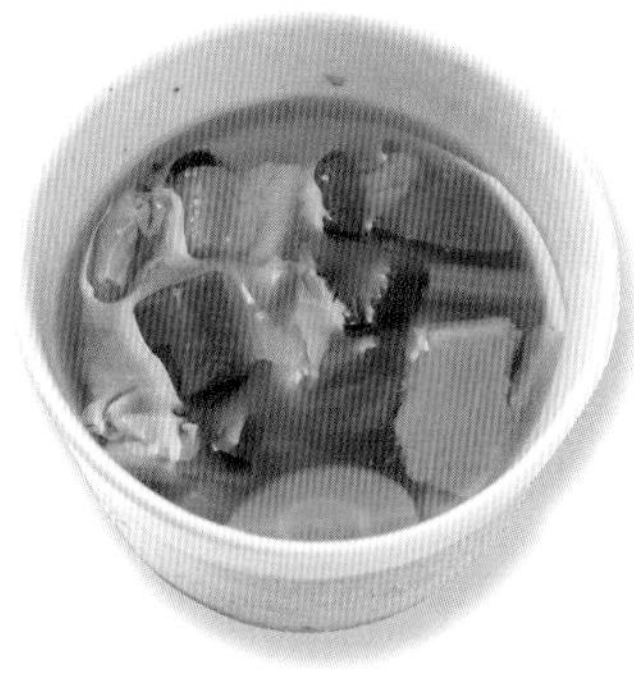

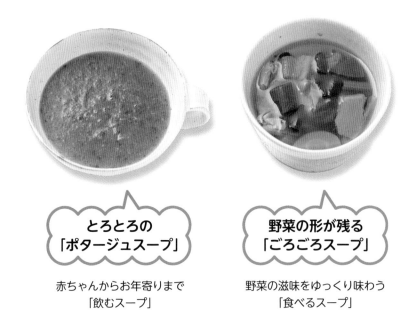

とろとろの「ポタージュスープ」

赤ちゃんからお年寄りまで
「飲むスープ」

野菜の形が残る「ごろごろスープ」

野菜の滋味をゆっくり味わう
「食べるスープ」

第1章

野菜スープの基本の作り方、食べ方、味付け、保存

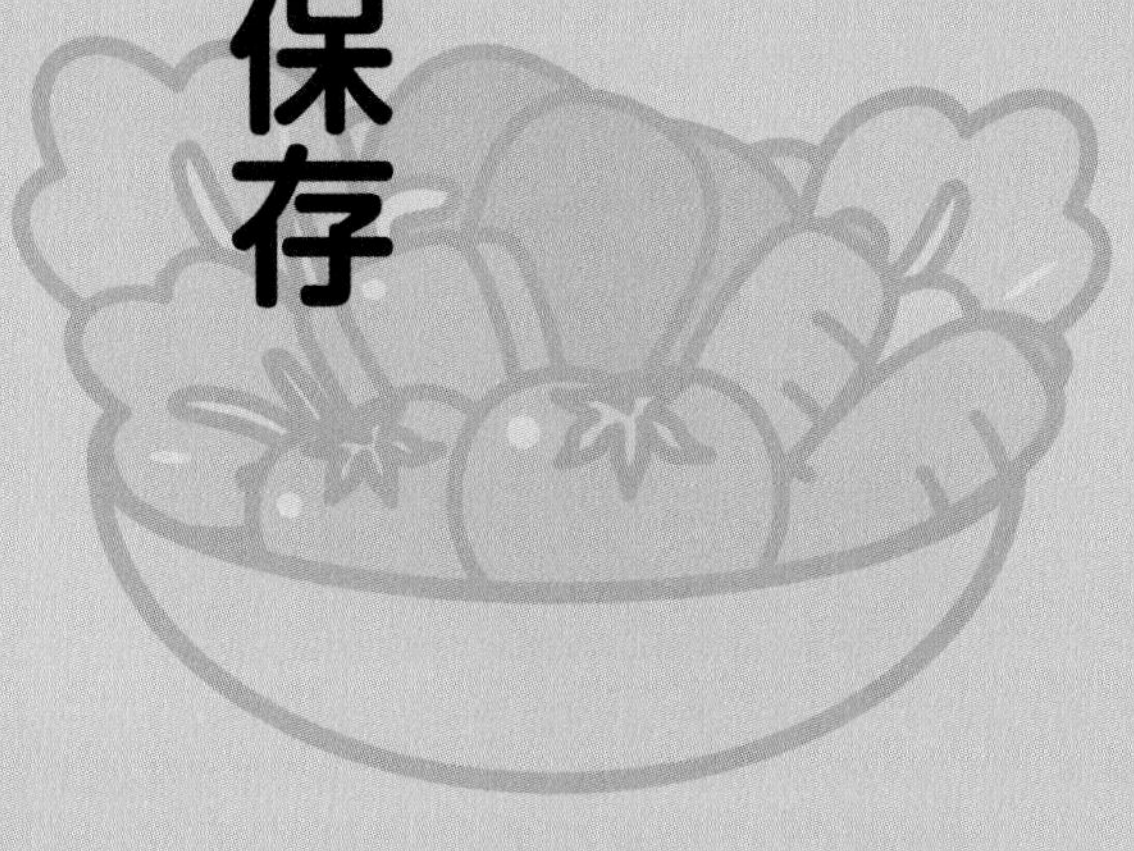

野菜は5～6種類以上

多種類の野菜を使うと、
異なる抗酸化物質をバランスよく摂取できて相乗効果が高まる。
季節の野菜は多めにして理想は6～8種類。

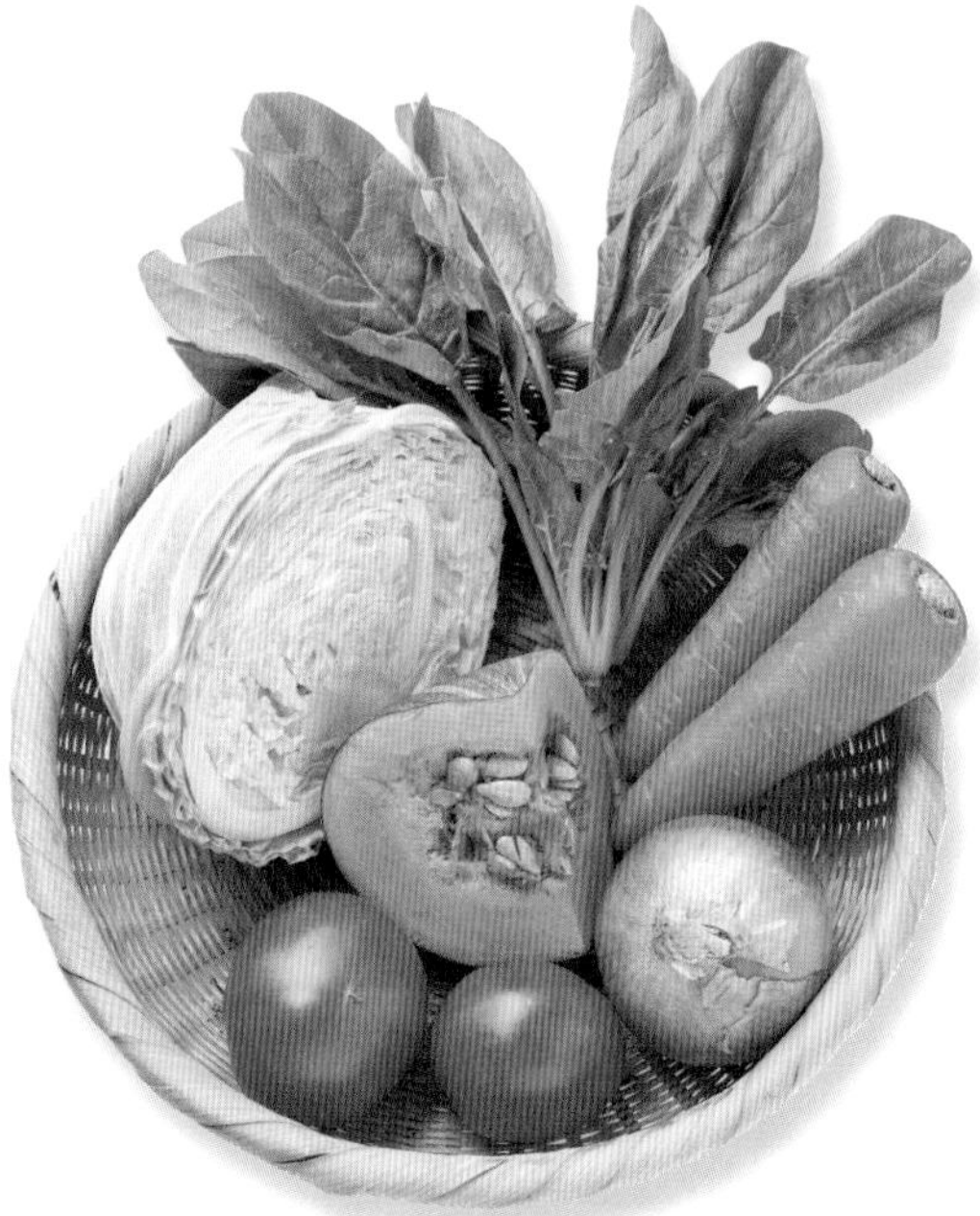

定番の野菜

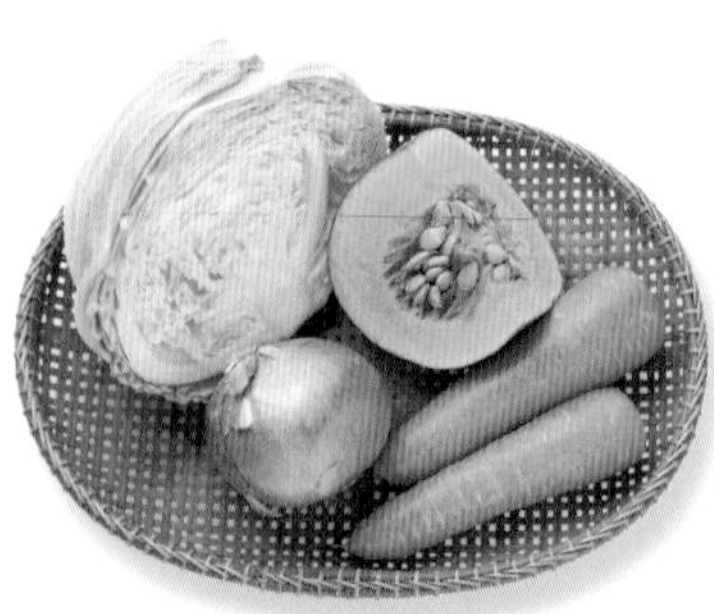

タマネギ、ニンジン、カボチャ、キャベツ、ジャガイモなどは
よく使うので常備しておくと便利。

緑の濃い葉物野菜を必ず入れる

緑の濃い野菜は抗酸化力が特に強力。
ホウレンソウ、ブロッコリー、コマツナ、シュンギク、
モロヘイヤ、シソ、ヨモギなど。

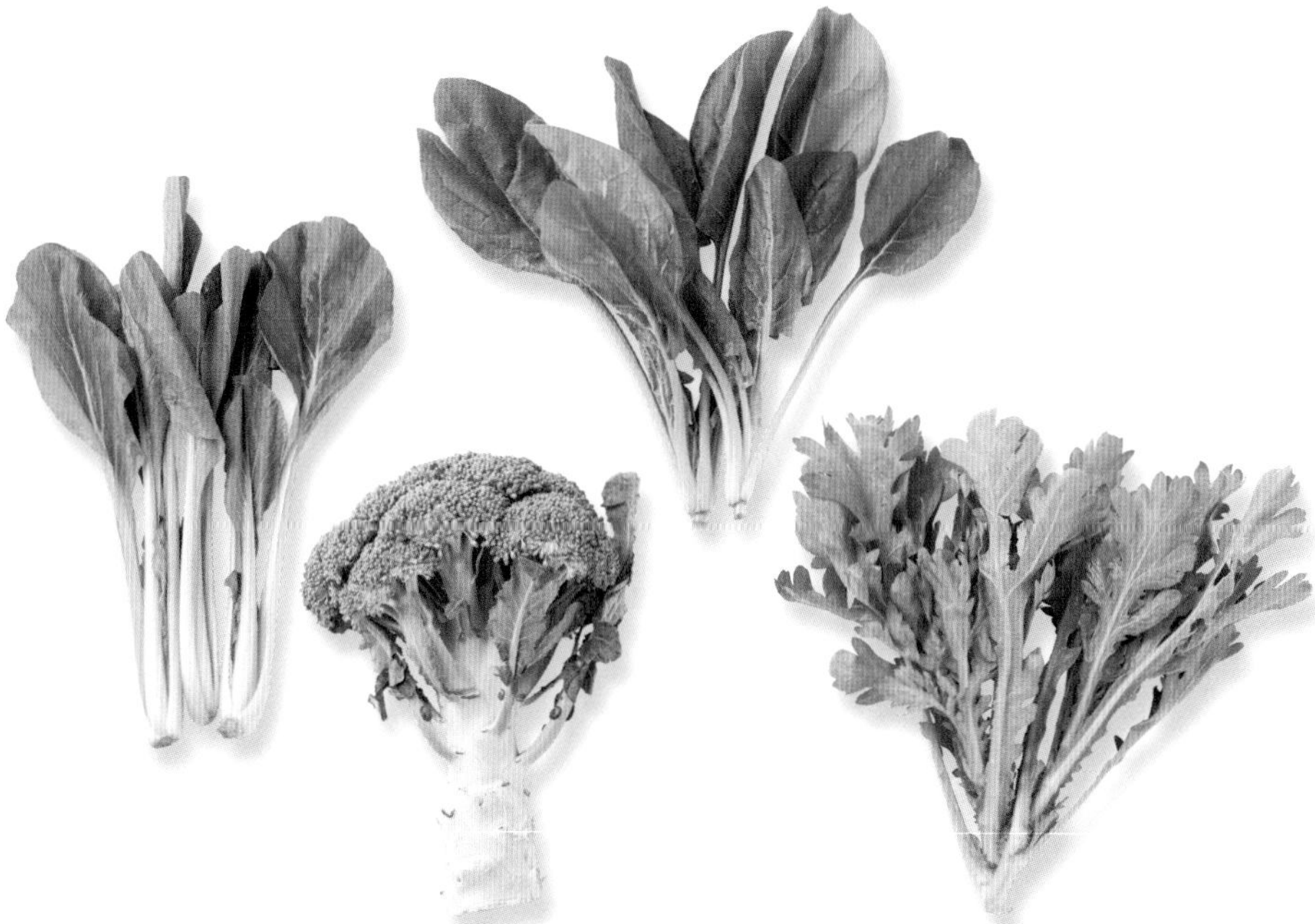

水の分量は、野菜の約3倍が目安

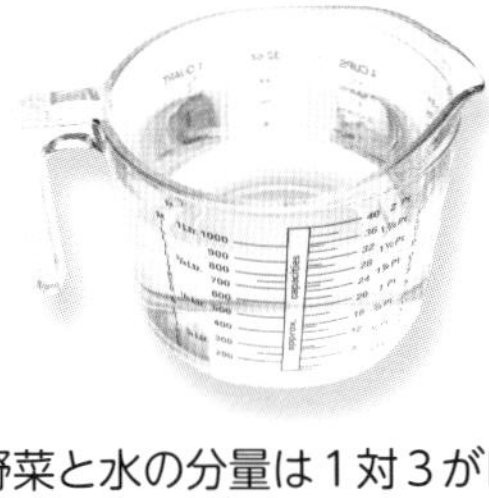

野菜と水の分量は1対3が目安。
例えば、野菜が300gなら
水は900㎖。好みで調整。

野菜の皮や切れ端も使う

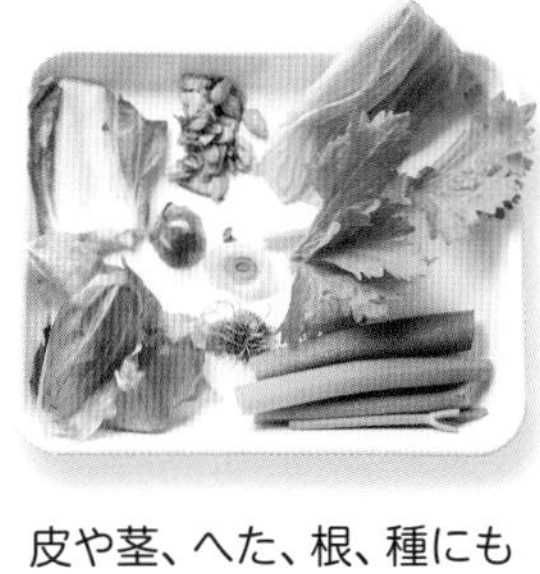

皮や茎、へた、根、種にも
抗酸化物質が豊富。
スープにすれば
野菜のフードロスもない。

材料

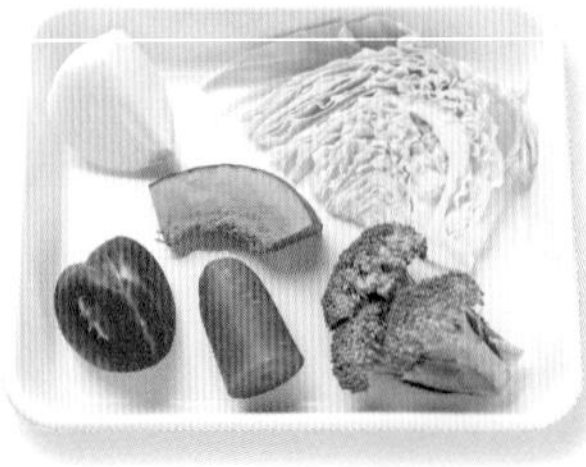

出来上がり　約800～900㎖

タマネギ、ニンジン、キャベツ、トマト、
カボチャ、ブロッコリー……合わせて約300g
野菜はよく洗っておく。
水……900㎖
※ニンジンは葉付きがよい。

作り方

1 野菜を切る

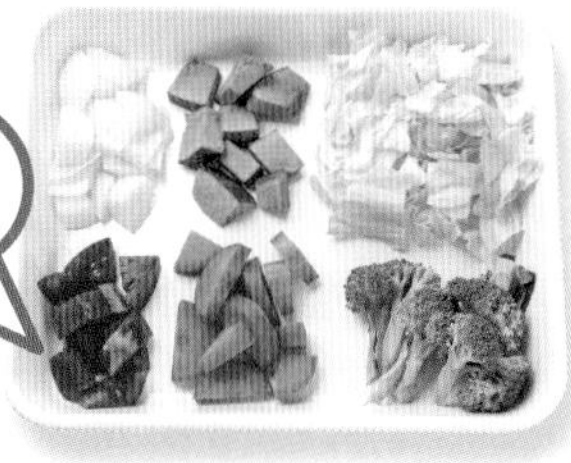

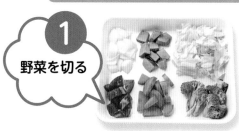

タマネギは皮をむき、ひと口大に切る。
ニンジンは皮ごと、ひと口大に切る。
キャベツ・トマトは、ひと口大に切る。
カボチャは種のみを取り除き、皮ごとひと口大に切る。
ブロッコリーは小房に分ける。芯の部分は厚めに皮をむき、ひと口大に切る。

2 水を入れて煮る

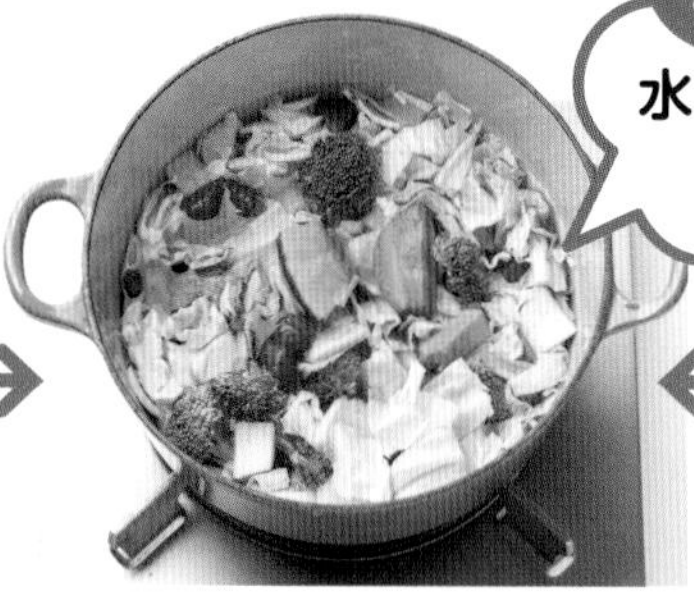

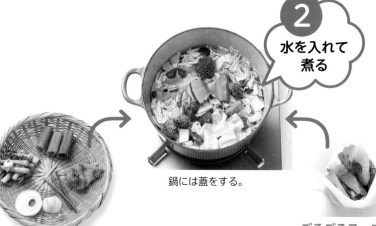

鍋には蓋をする。

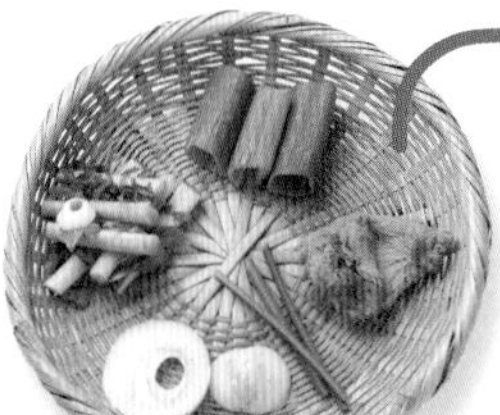

ポタージュスープ
野菜の形が残らないので、野菜の切れ端はそのまま入れても気にならない。

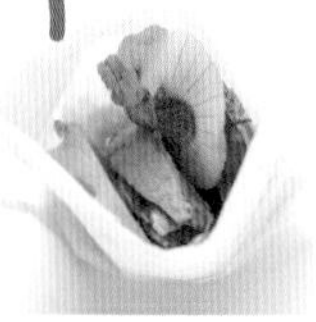

ごろごろスープ
食べるとき見た目が悪いので、野菜の切れ端は不織布に入れて一緒に煮る。

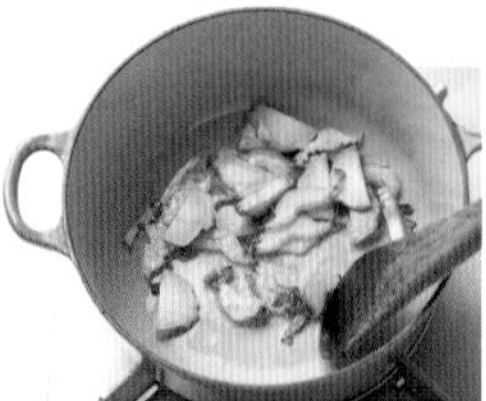

固い野菜や茎は、軽く油で炒めてから煮るとよい。

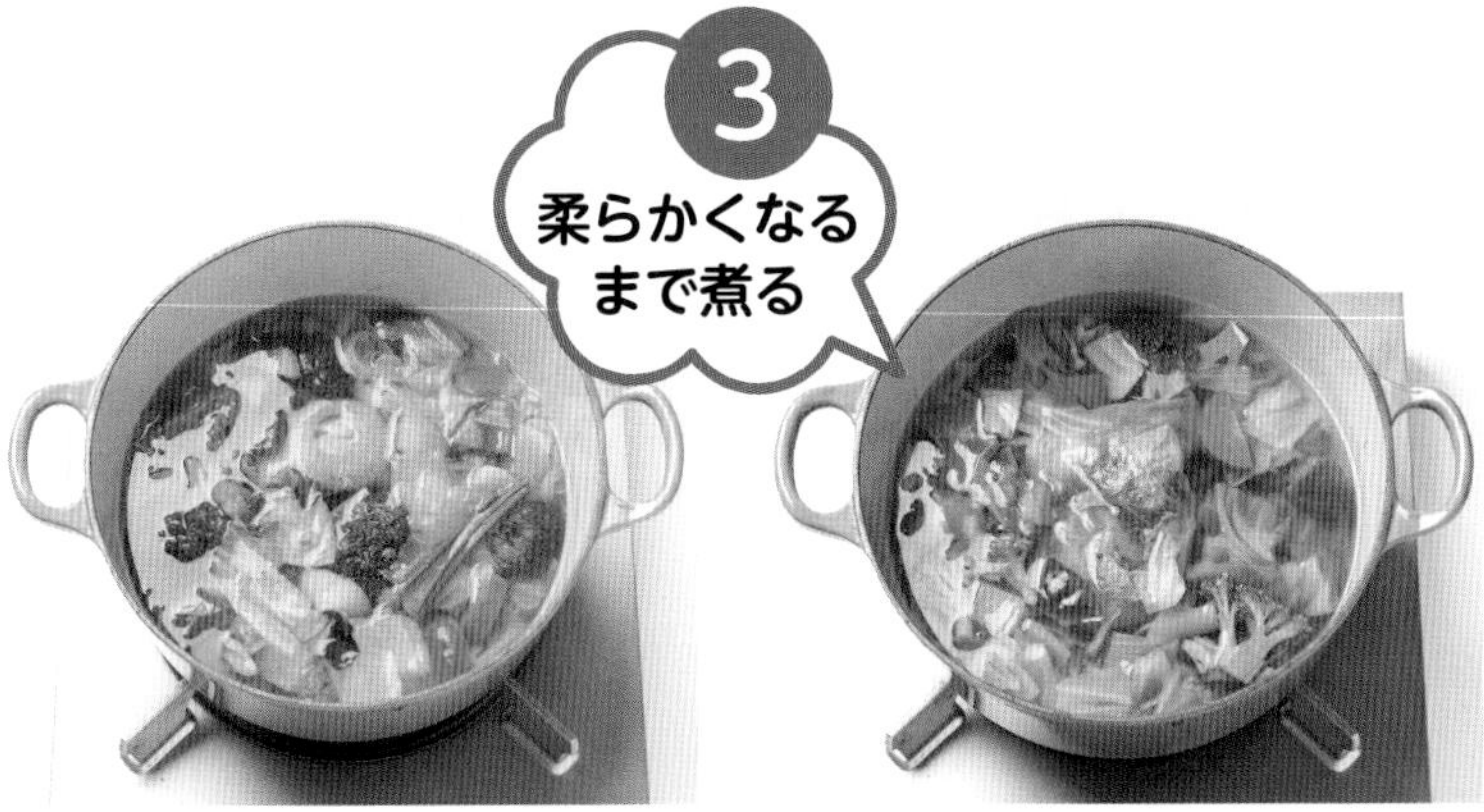
3
柔らかくなる
まで煮る

ポタージュスープ
柔らかくなるように、ごろごろよりさらに10分ほど長く煮る。

ごろごろスープ
ふきこぼれないように沸騰する直前に火を弱め、約30分煮る。

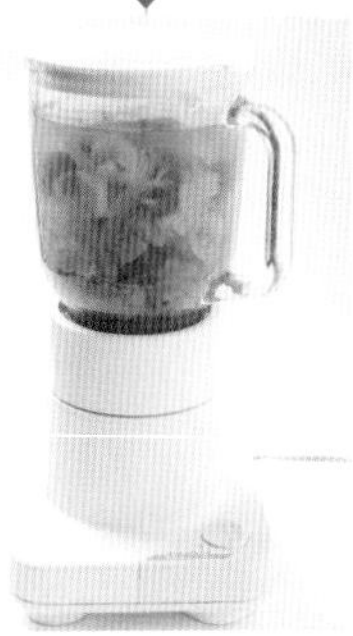

ミキサー
さらになめらかなポタージュが作れる。

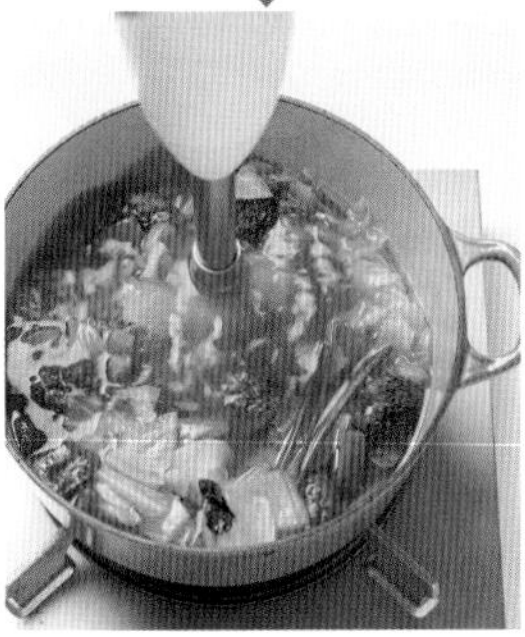

ハンドブレンダー
鍋に直接差し込んで、とろとろのポタージュが作れる。

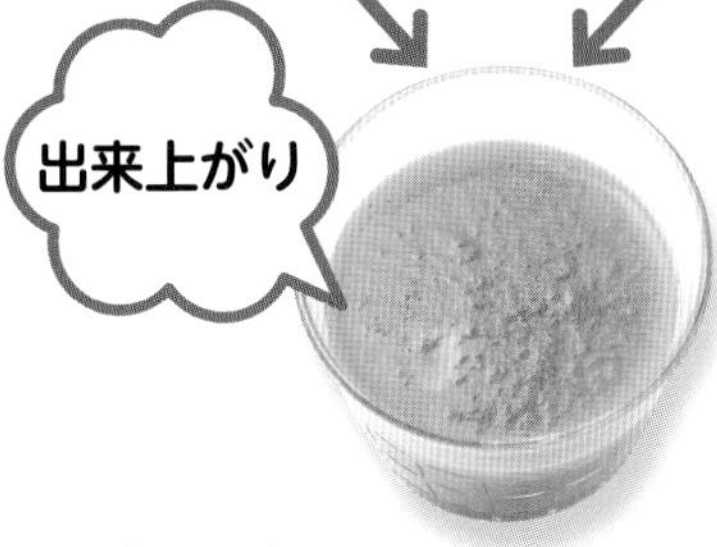
出来上がり

ポタージュスープ
攪拌する手間はかかるが、野菜の形が残らないので野菜の選び方や切り方も楽。

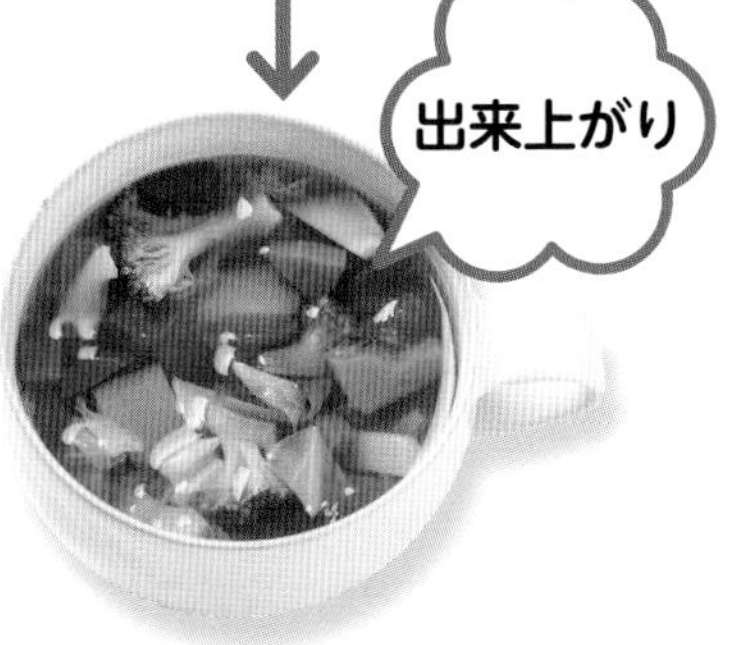
出来上がり

ごろごろスープ
食べるスープで一品となる。肉や魚も加えやすくレシピの幅が広がる。

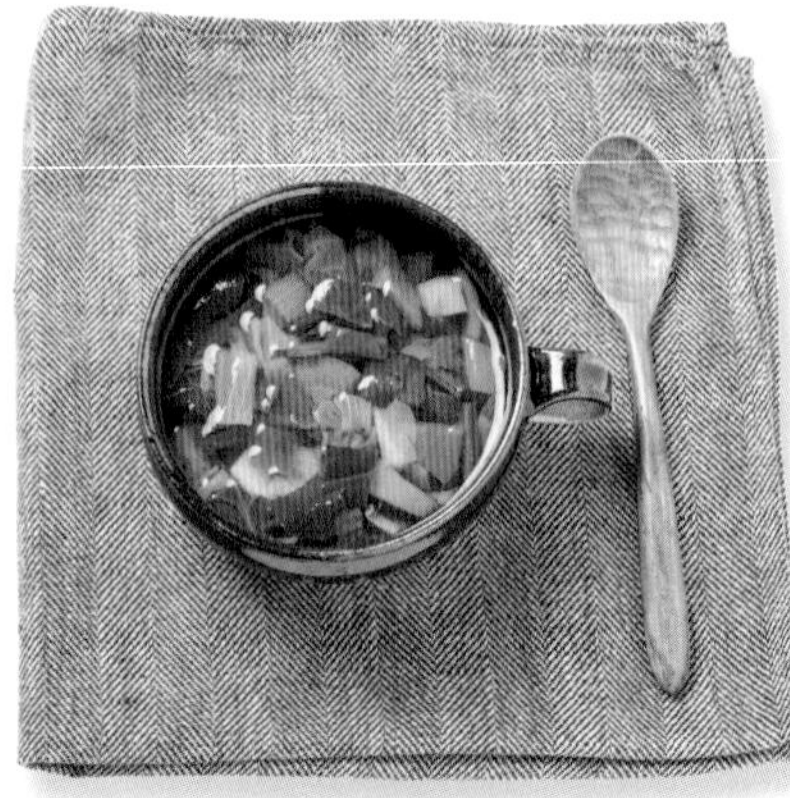

ごろごろスープ

形があるので一つひとつの野菜の
味をゆっくり味わえます。
スープから先に飲むとおいしくい
ただけます。

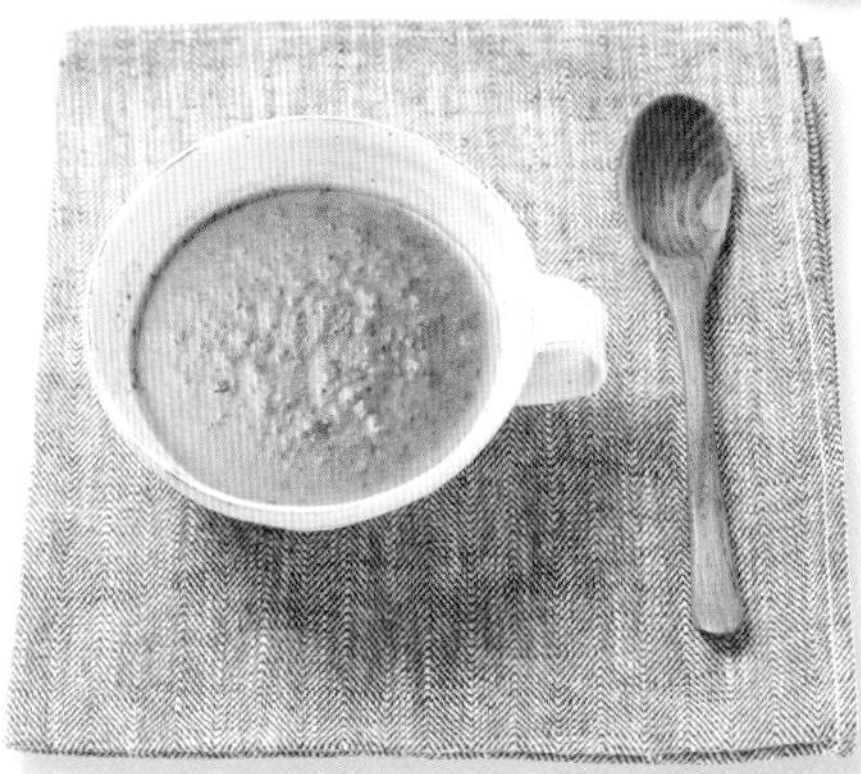

ポタージュスープ

なめらかでのどごしがいいので
スルッと飲めるスープです。

食べ方

「ごろごろスープ」と「ポタージュスープ」は好みや体調によって
選んでください。前田家ではポタージュにして朝食時に食べています。
⇒56ページ参照

食べる回数と量

1日に1～2回食べましょう。
1回に食べる量の目安は250～300㎖。

介護食や野菜嫌いの子どもにも

食べやすいポタージュは、
噛む力の弱った人や飲み込む力の弱った人の介護食にも最適です。
⇒44ページ参照

ポタージュは野菜の形がなくなるので、野菜嫌いの子どもにもお勧めです。
⇒42ページ参照

長続きのコツは「作りおき」！

作りおきができるのは野菜スープの大きなメリットの一つ。
毎日作らなくてもいいので負担にならず、習慣化できます。
わが家でも3日に1回作り保存しています。

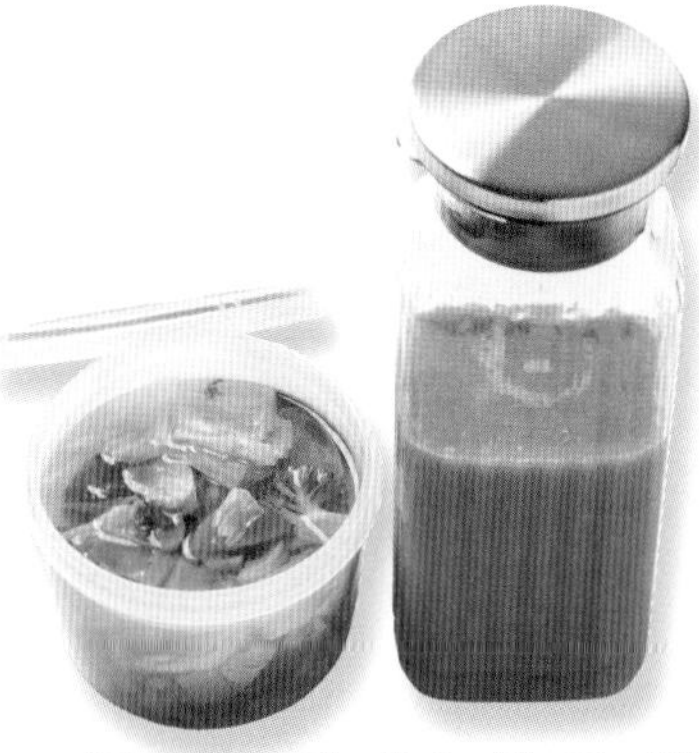

ごろごろスープ　ポタージュスープ

冷蔵

冷蔵庫で2～3日は保存できます。夏場は要注意で必ず冷蔵庫で保存を。
それ以上なら、冷凍庫で保存。

冷凍

長期に保存する場合は冷凍してください（2～3週間）。小分けにして冷凍しておくと、解凍して使うときに便利です。アイスキューブを作るトレイに入れて冷凍するのもよいでしょう。

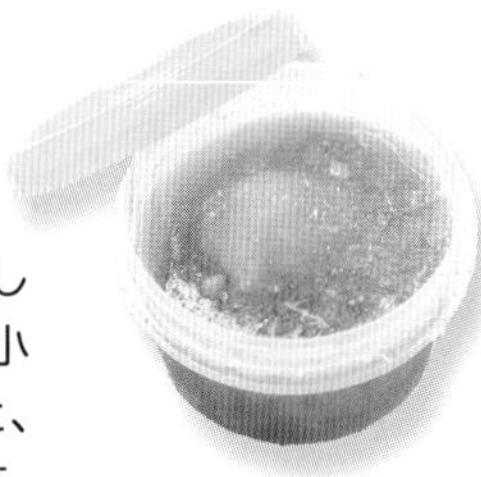

ごろごろスープ

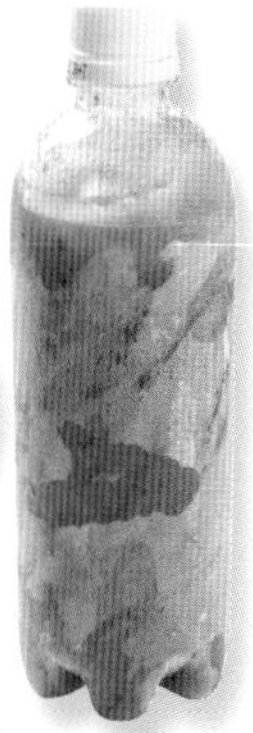

ポタージュスープ

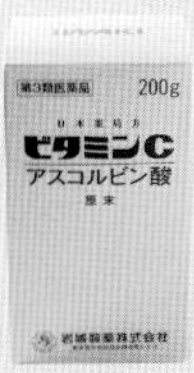

冷凍するときはアスコルビン酸（ビタミンC）を

長期に作りおきすると味は劣化します。アスコルビン酸には抗酸化作用と抗菌作用があるので、耳かき1杯程度加えるといいでしょう。スープの味は変わりません。薬局で購入できます。

味付け

基本的にはしません。
そのままでも野菜の甘みやうまみでおいしく食べられます。

物足りない場合、味に変化をつけたい場合

隠し味程度に、調味料やスパイスを少量加えるといいでしょう。

みそ

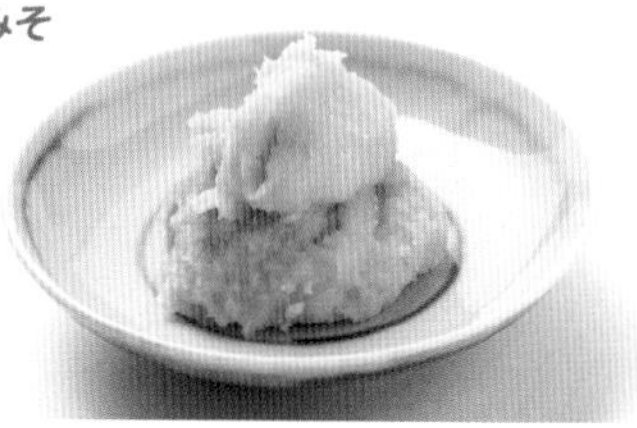

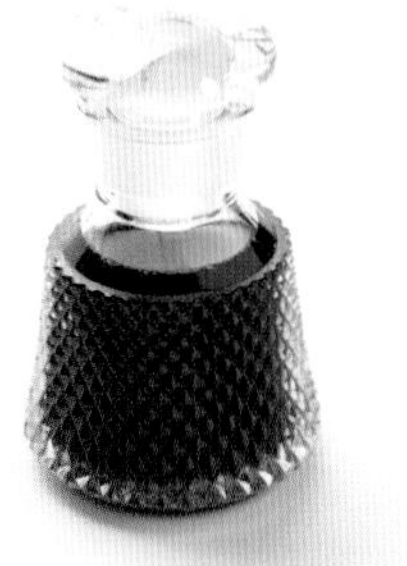

しょうゆ

梅干し

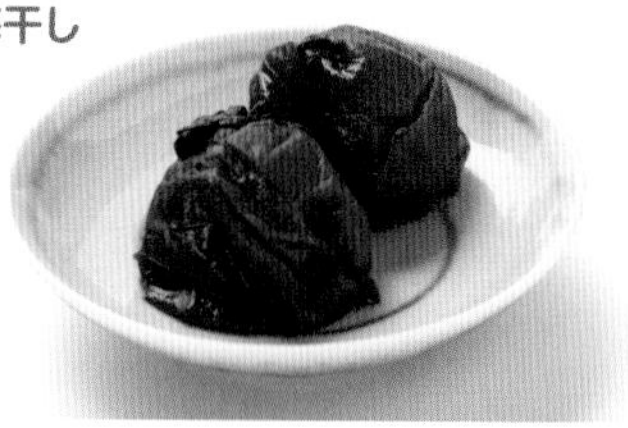

カレー粉

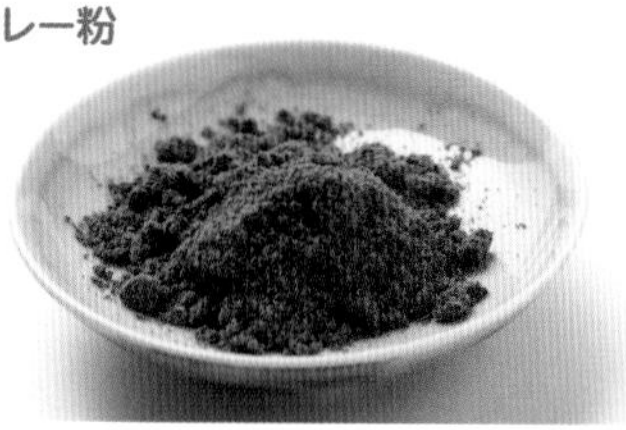

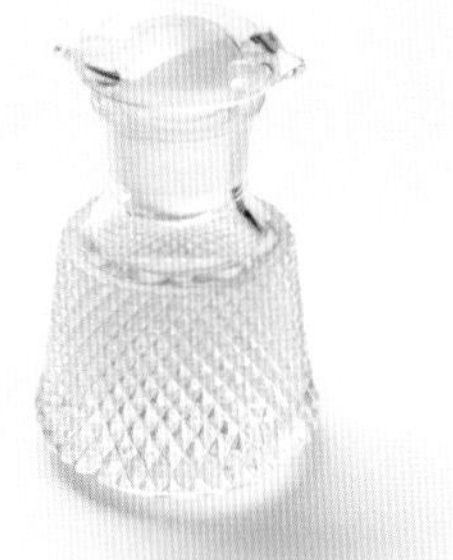

酢

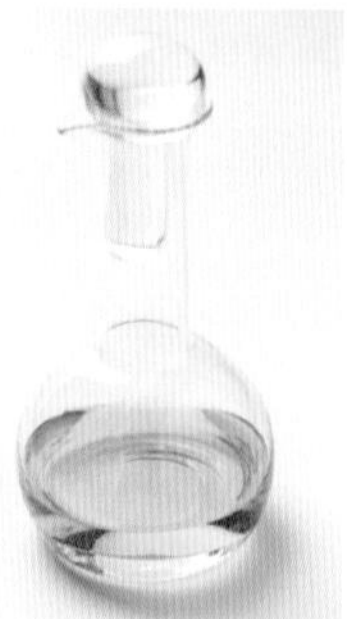

オリーブオイル

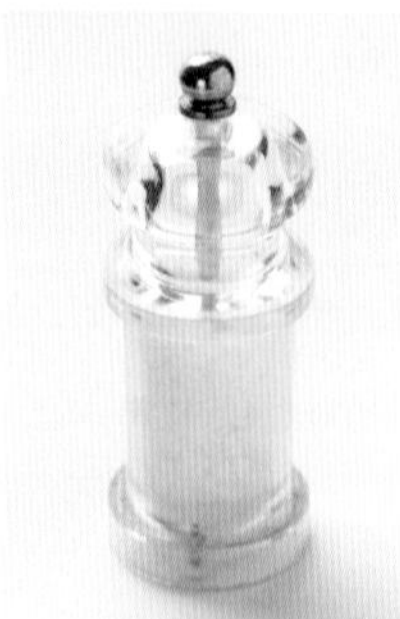

岩塩

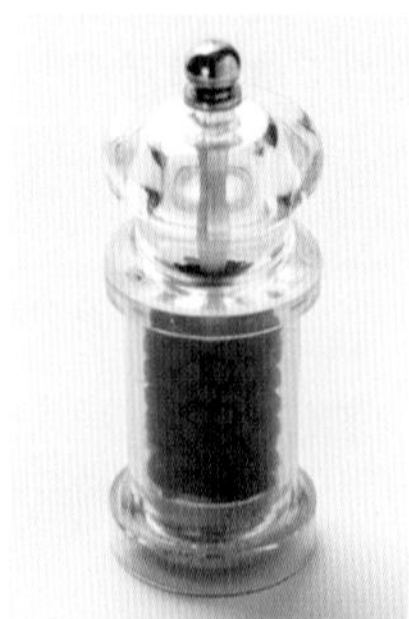

黒コショウ

だし

野菜スープのスープは、野菜のうまみ成分が溶け出た「野菜だし」ですが、物足りないときは他の「だし」と組み合わせるといいでしょう。風味やコクが増し栄養のバランスもよくなります。

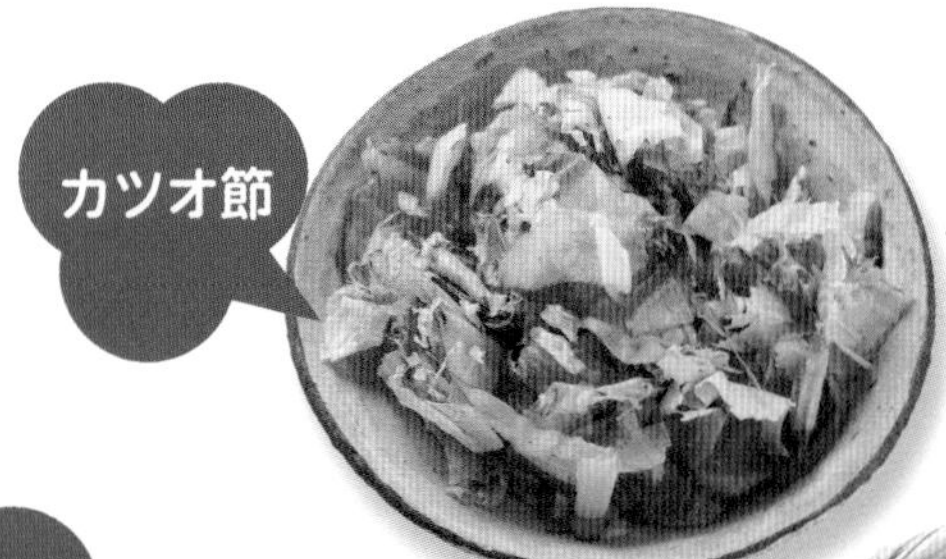
カツオ節

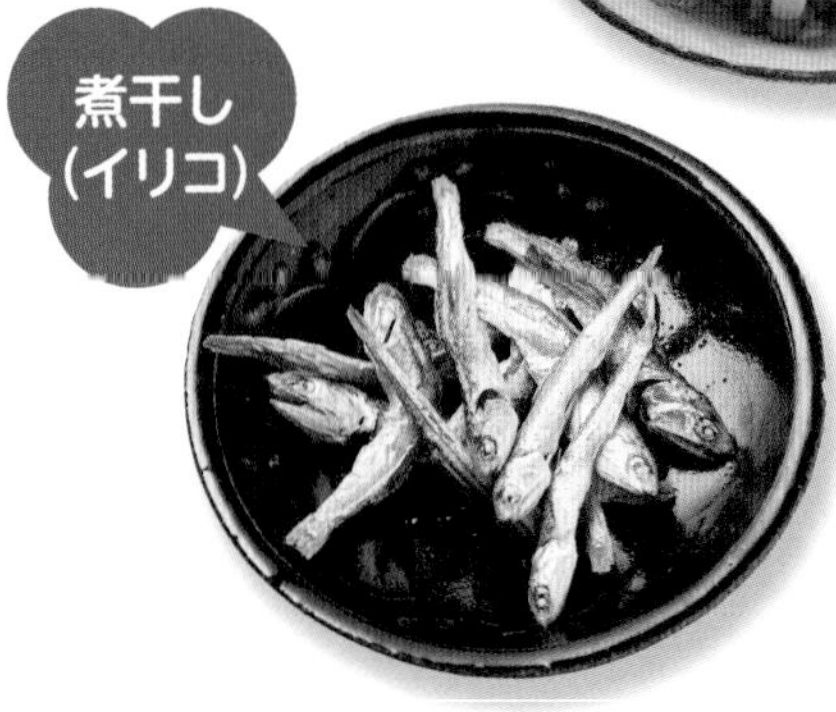
煮干し
(イリコ)

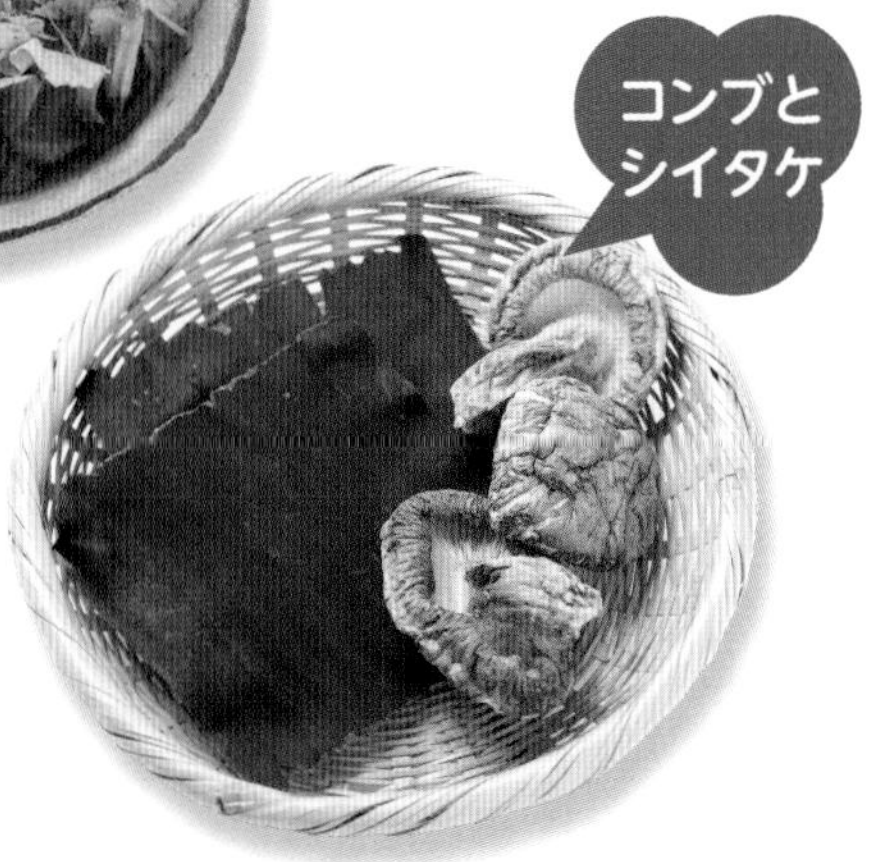
コンブと
シイタケ

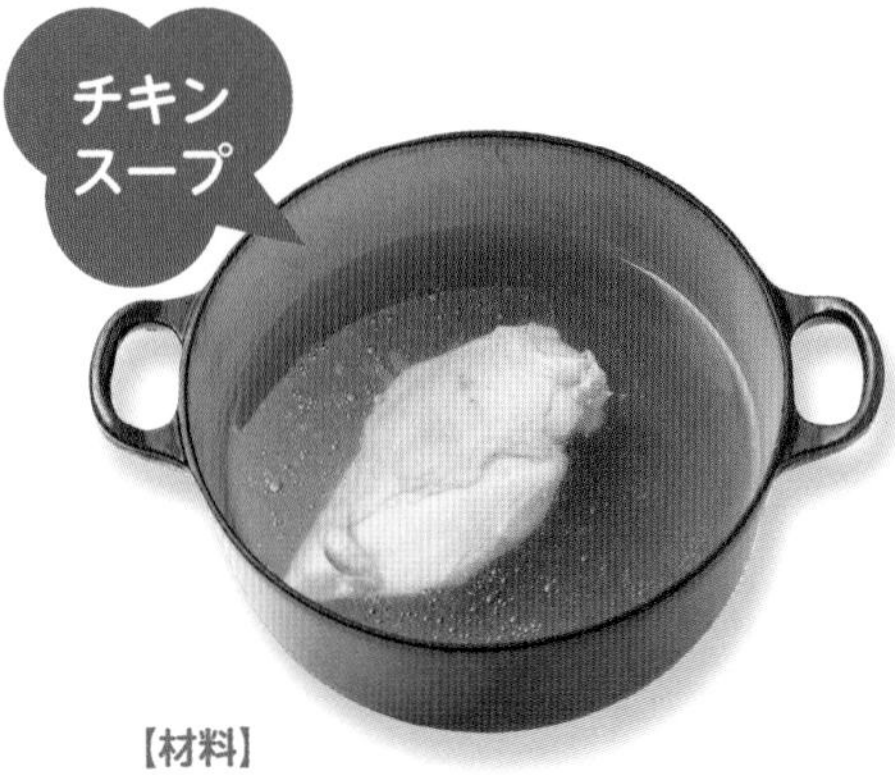
チキン
スープ

【材料】

鶏むね肉……1枚（約200~250ｇ）
水……約1200㎖（鍋に入れた肉が全部かぶるくらいの量）

※手羽元や手羽先などの骨つき肉を30分ほど煮てスープを作ると、コラーゲンが豊富なのでさらにいいです。

【チキンスープの作り方】

❶厚手の鍋に水を入れてお湯を沸かす。
❷沸騰したら鶏むね肉をお湯に入れる。
❸ペーパータオルを鶏むね肉にかぶせ、鍋に蓋をして火を止め、そのまま冷ます。
❹冷めたら鶏むね肉を取り出し、スープはペーパータオルで濾《こ》す。あっさりしたスープが出来上がる。
❺チキンスープは、野菜を煮るときに加える。

※肉に火がよく通るように、お湯は必ず肉がかぶるぐらいの量にし、鍋には必ず蓋をすること。
※肉は野菜スープにトッピングしたり、ポン酢やワサビしょうゆで食べる。

オリーブオイルで炒めてから煮ると コクが出て栄養の吸収も高まる

水で煮る前に、オリーブオイルで少し炒めると
コクが出ておいしくなります。固めの野菜や茎などを使う場合は、
短時間で柔らかくなります。
また、ニンジンやホウレンソウなど脂溶性のビタミンや
ファイトケミカルの多い野菜は、
油と一緒にとることで吸収率が高まります。

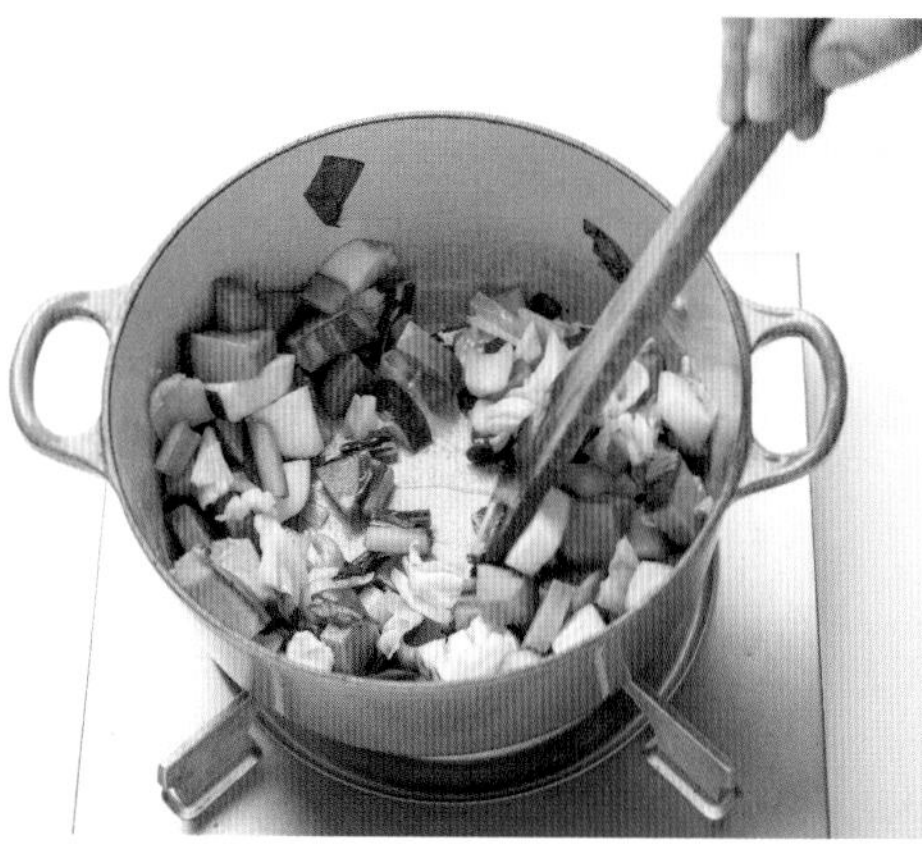

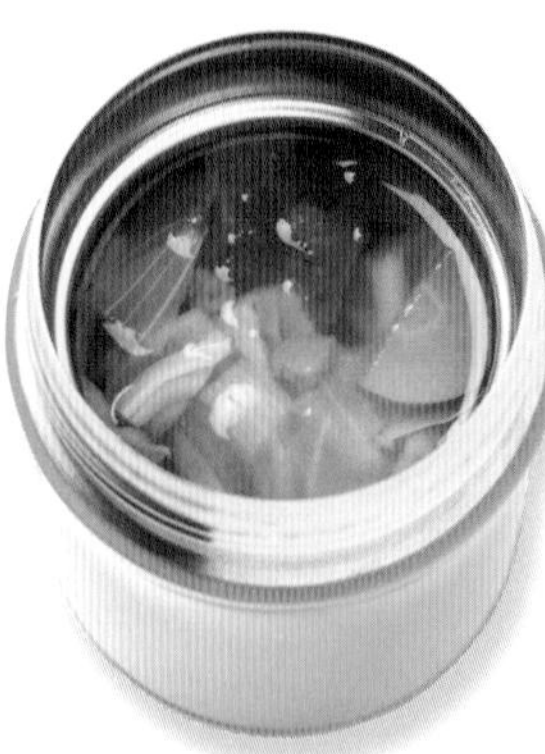

スープジャーに入れて 野菜スープランチを

ランチにも野菜スープはいかがでしょうか。
スープジャーを利用すれば、職場や学校でも
温かいスープが食べられます。

第2章

超シンプルで
すごいパワー！
野菜スープの
アレンジレシピ

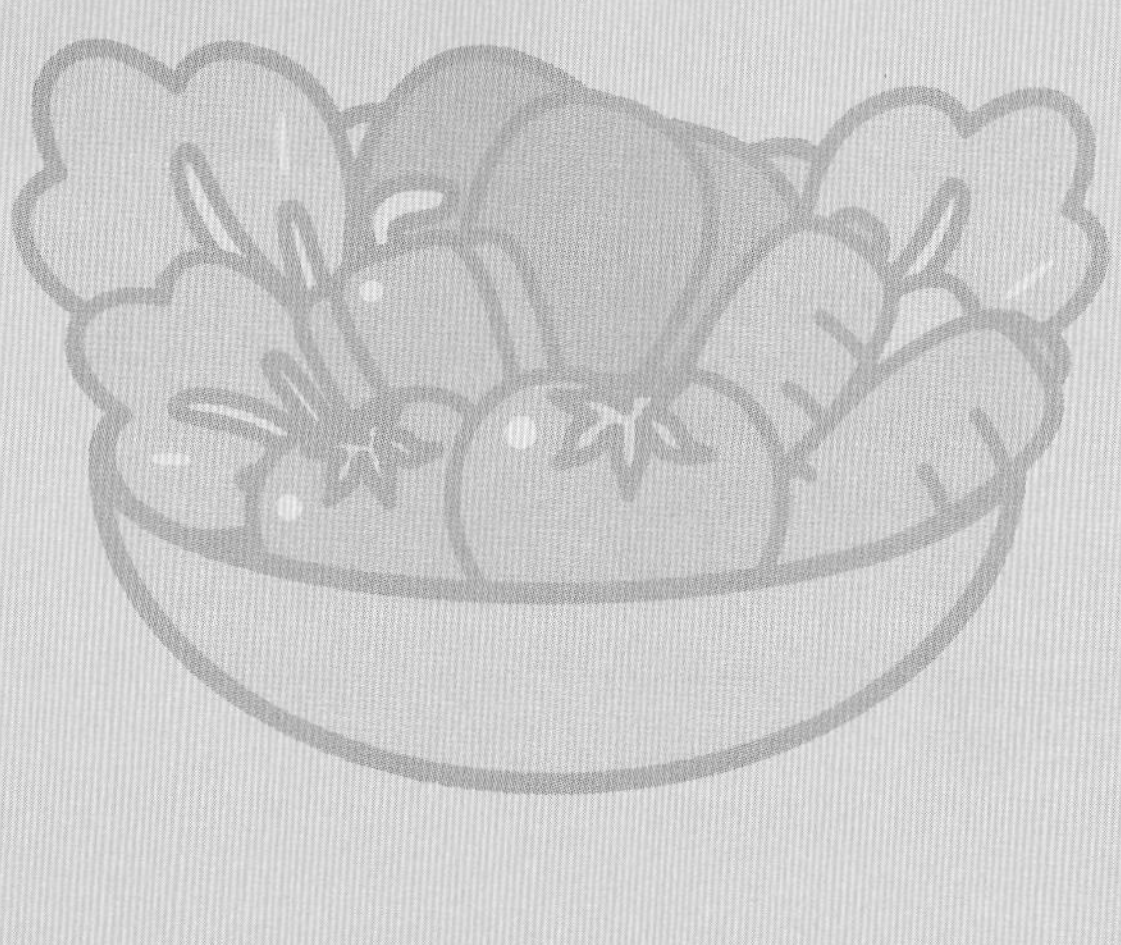

赤のスープ

トマト、紫キャベツ、赤パプリカ、サツマイモ

【材料】出来上がり　800〜900mℓ

タマネギ、トマト、紫キャベツ、赤パプリカ、サツマイモ、コマツナ
……合わせて300g

水……900mℓ

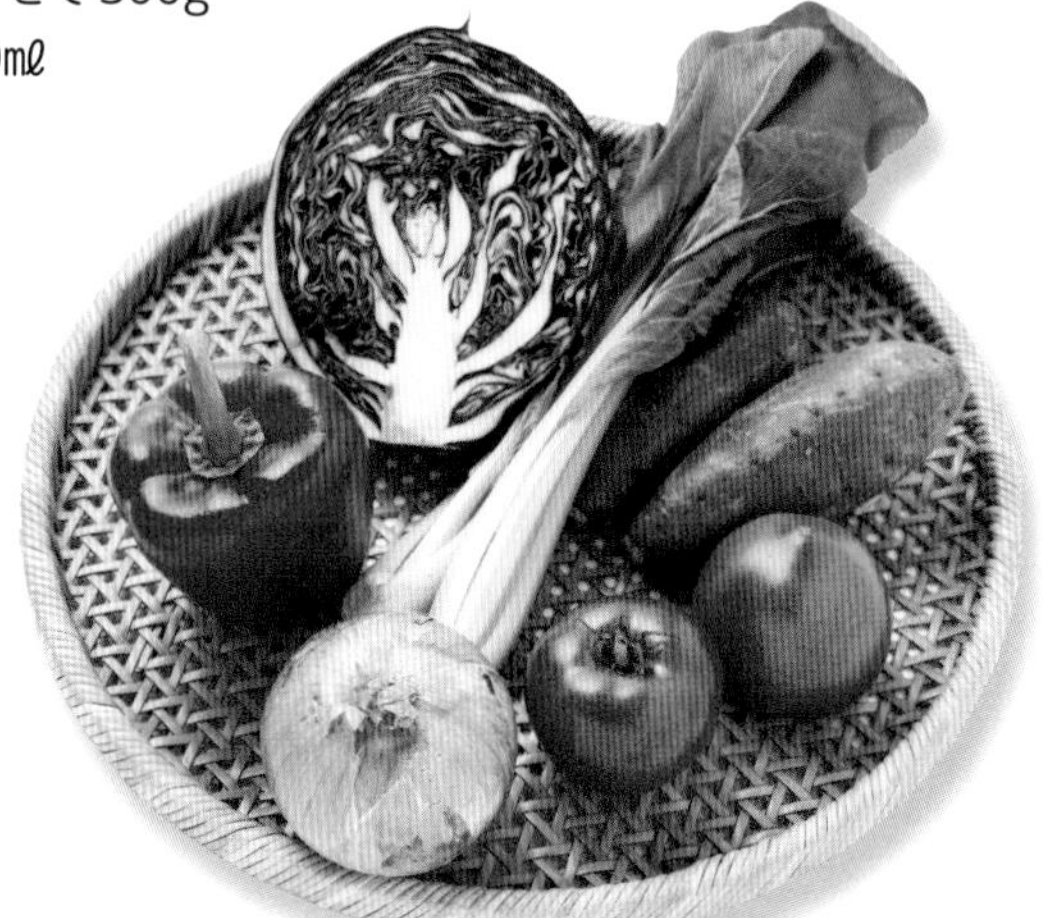

【作り方】

1 野菜はよく洗っておく。

2 タマネギは皮をむきひと口大に切る。トマトは皮ごとひと口大に切る。紫キャベツはひと口大に切る。パプリカはへたと種を除き、ひと口大に切る。サツマイモは皮ごとひと口大に切る。コマツナはひと口大に切る。

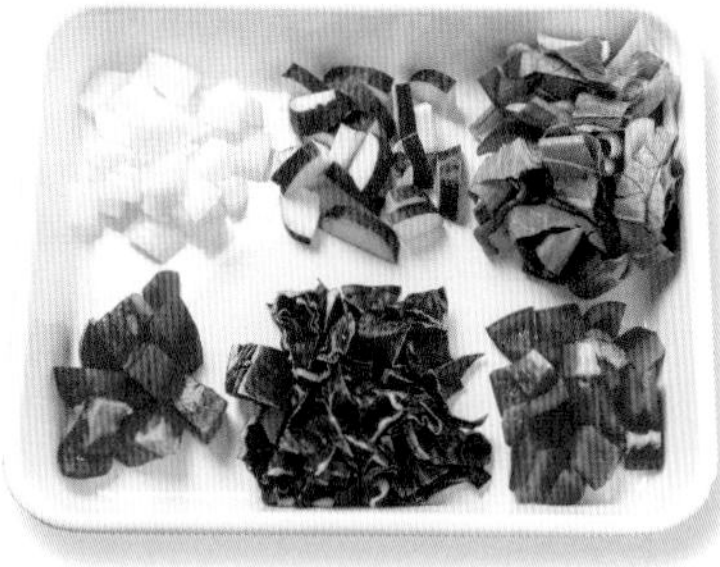

3 鍋に2の野菜と水を入れ火にかける。ふきこぼれないように沸騰直前に火を弱め、蓋をして30分、野菜が柔らかくなるまで煮る。

4 ポタージュの場合は、スープが冷めてから、ミキサーかハンドブレンダーでなめらかになるまで攪拌、粉砕する。

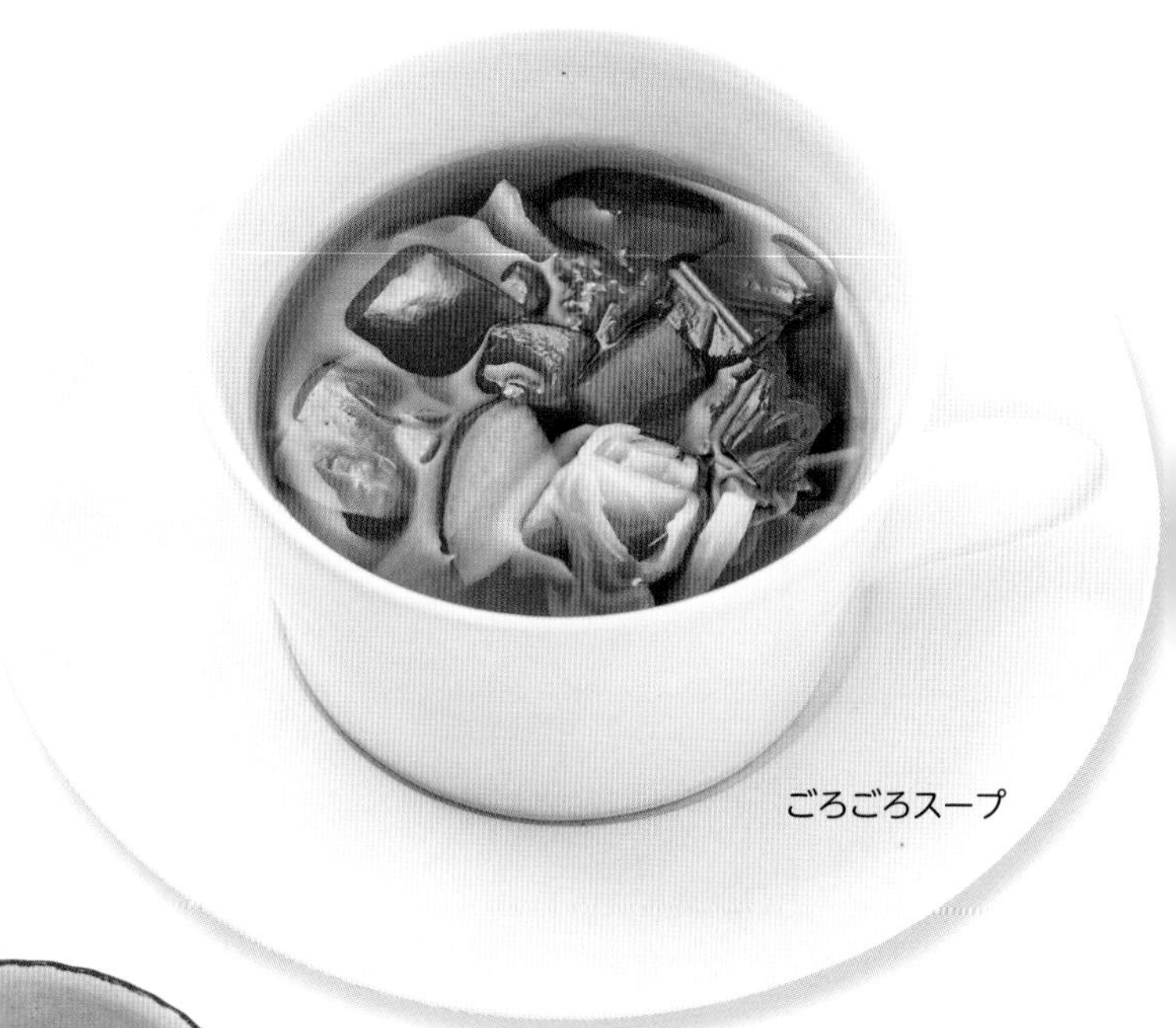

ごろごろスープ

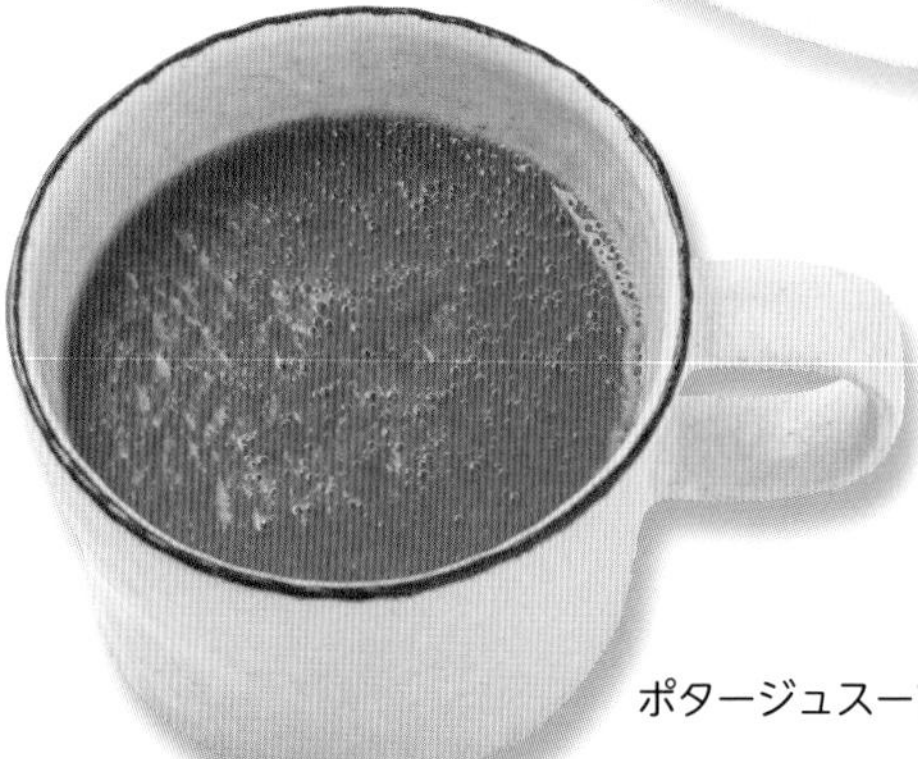

ポタージュスープ

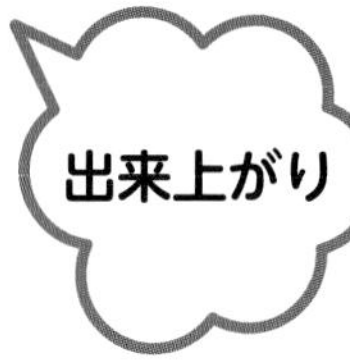

ひと口メモ

野菜の色素成分はファイトケミカル（※）です。抗酸化作用や免疫力アップに重要な働きをする野菜の成分です。さまざまな色の野菜を組み合わせるとファイトケミカルの相乗効果が高まります。赤のスープの赤や紫はカロテノイドという色素です。600種以上あるカロテノイドのなかで、トマトに含まれる赤い色素のリコピンは飛びぬけた抗酸化力を発揮します。ホウレンソウのルテイン（これもカロテノイド）は、さらに強力な抗酸化力があります。

※ファイトケミカル：紫外線や害虫などから、植物が自らを防衛するために作り出す物質の総称。植物の色や香り、辛みの成分。抗酸化作用がある。

白のスープ

カブ、カリフラワー、ハクサイ

【材料】出来上がり　800〜900㎖

カブ、カブの葉、カリフラワー、ハクサイ、タマネギ、エノキ、レンコン、
　青シソ……合わせて300g

水……900㎖

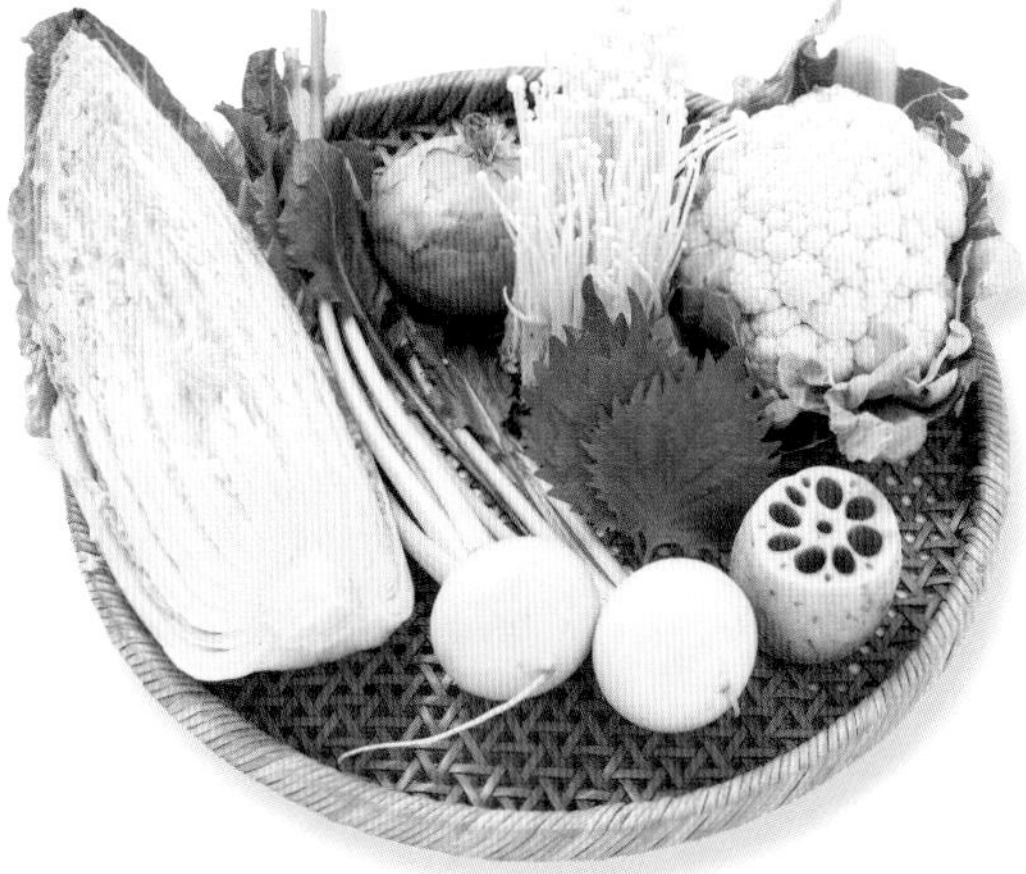

【作り方】

1 野菜はよく洗っておく。

2 カブは皮ごとひと口大に切る。カブの葉は細かく刻む。カリフラワーは小房に分ける。ハクサイはひと口大に切る。タマネギは皮をむいてひと口大に切る。エノキは２〜３㎝長さに切る。レンコンはひと口大の薄切りにする。青シソは細かく刻んでおく。

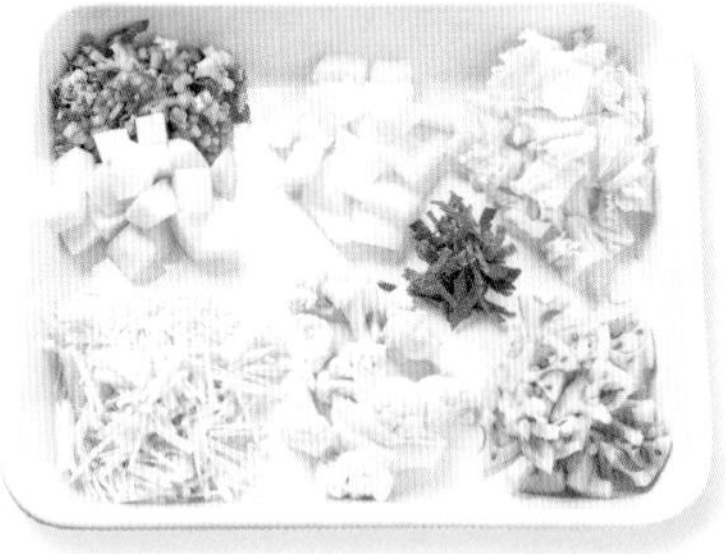

3 鍋に２の野菜と水を入れ火にかける。ふきこぼれないように沸騰直前に火を弱め、蓋をして30分、野菜が柔らかくなるまで煮る。

4 ポタージュの場合はスープが冷めてから、ミキサーかハンドブレンダーでなめらかになるまで攪拌、粉砕する。

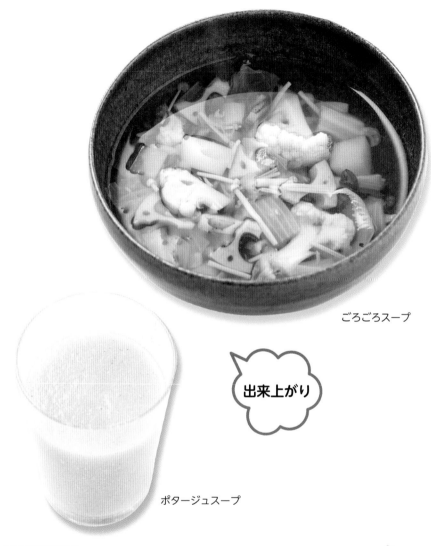

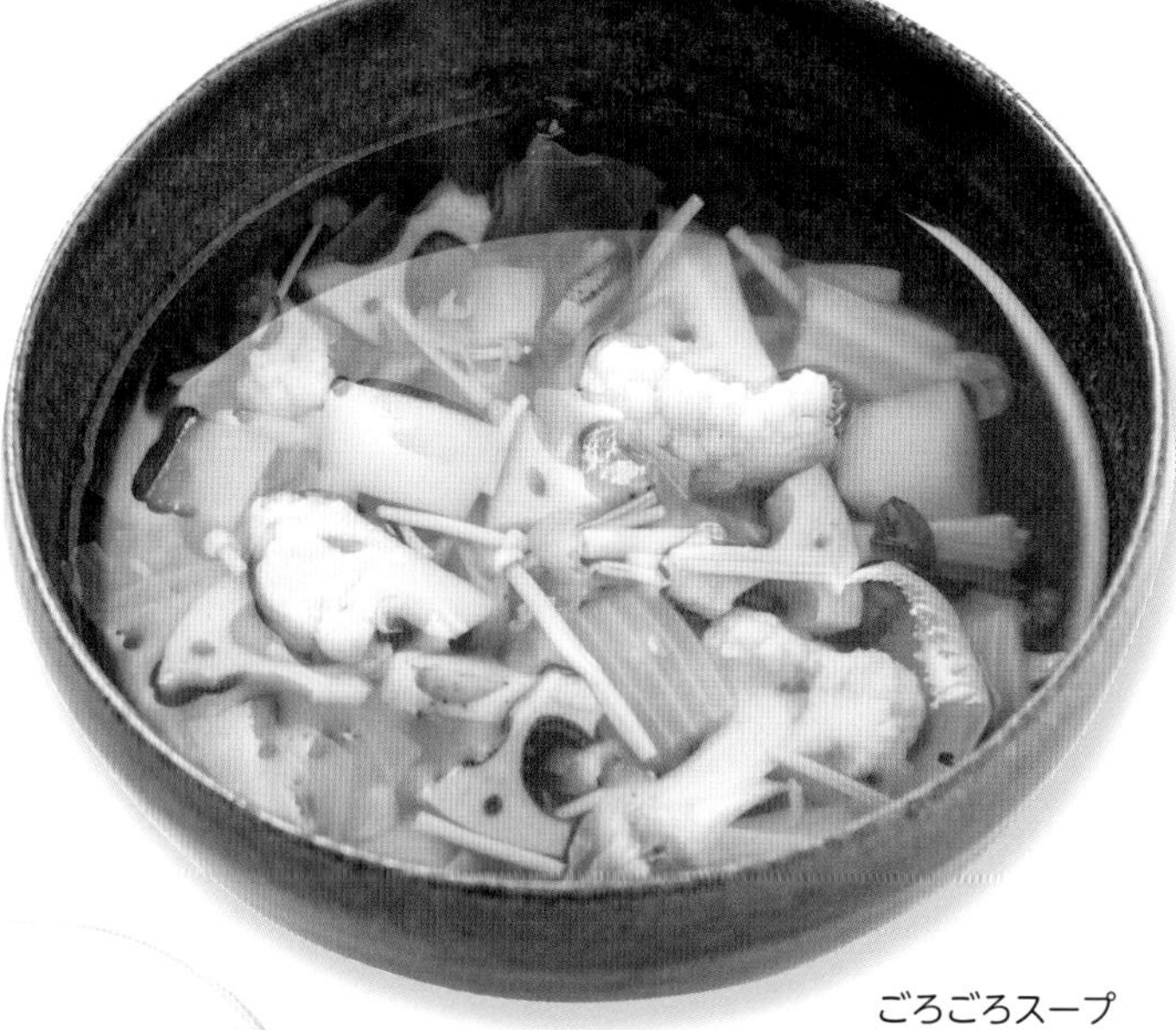

ごろごろスープ

出来上がり

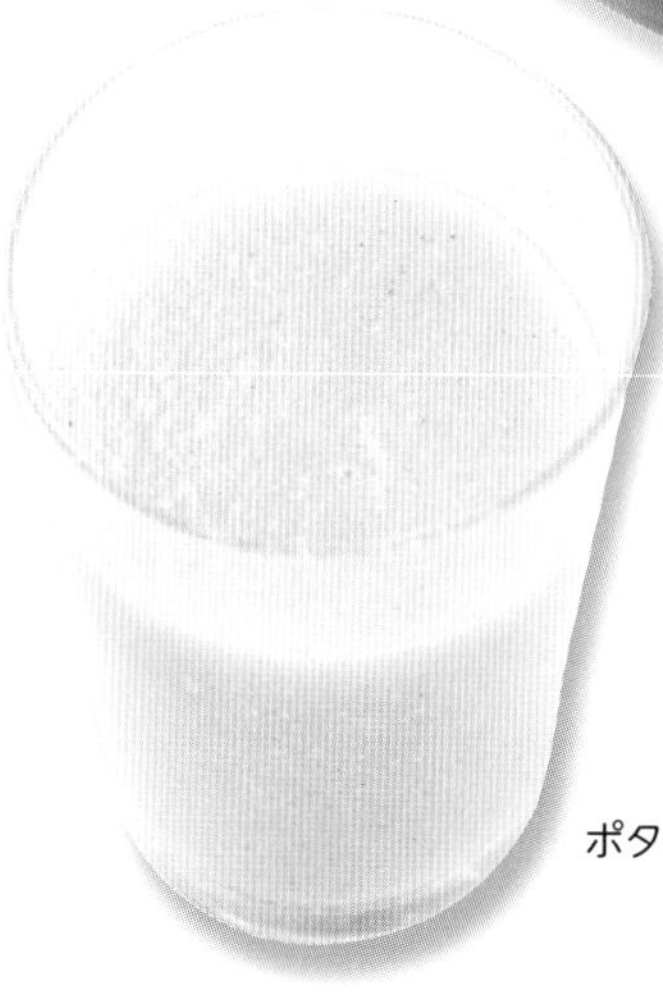

ポタージュスープ

ひと口メモ

白い野菜を中心にしたスープです。カブやハクサイ、カリフラワーには、アリルイソチオシアネートというファイトケミカルが含まれており、血栓予防に有効です。カブは根だけでなく葉も利用しましょう。活性酸素を消去する働きは太陽光を浴びるほど強くなります。したがって、カブやダイコン、ニンジンも根より葉のほうが強い抗酸化力があります。

緑のスープ

シュンギク、菜の花、キャベツ、バジル、ネギ、セロリ

【材料】出来上がり　800〜900mℓ

シュンギク、菜の花、キャベツ、ダイコン、ネギ、セロリ、バジル
……合わせて300g

水……900mℓ

※タマネギを加えるとさらによい。タマネギは定番。

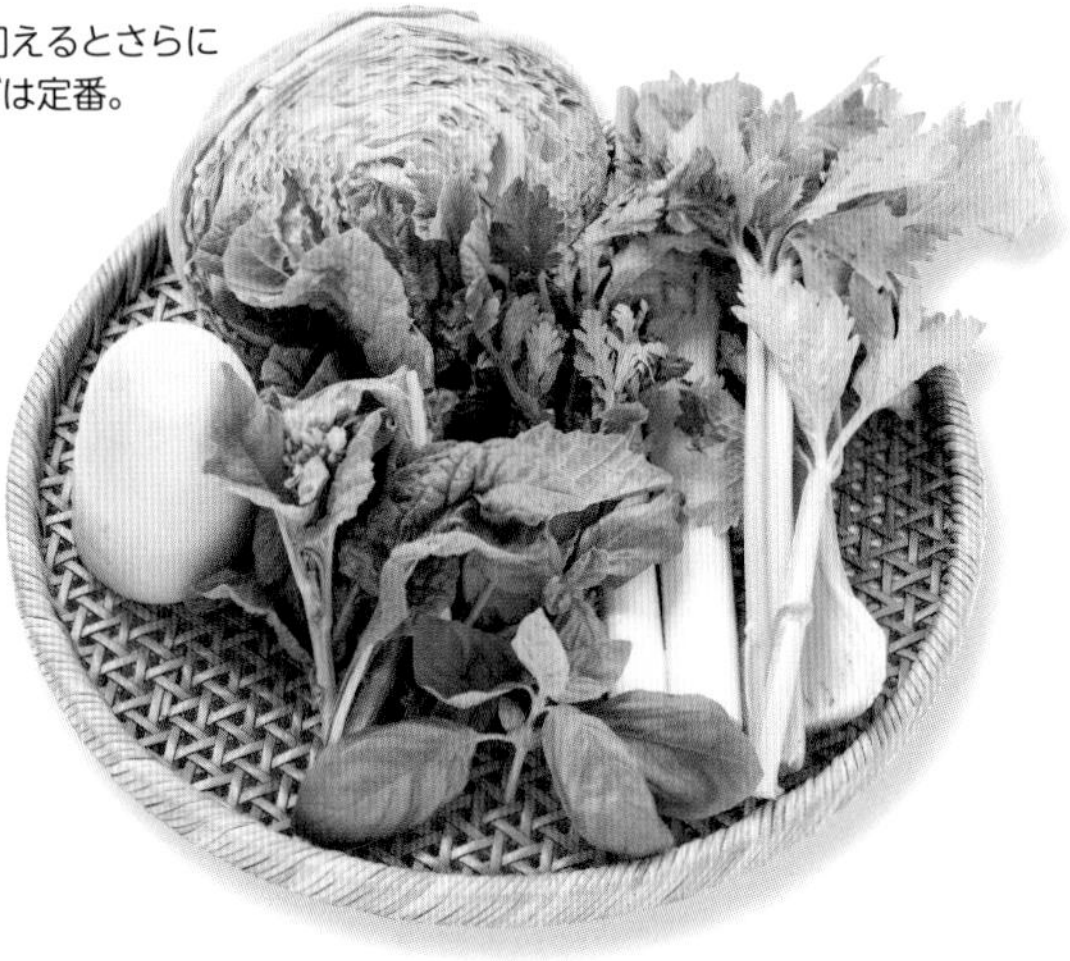

【作り方】

1 野菜はよく洗っておく。

2 シュンギク、菜の花はひと口大に切る。キャベツ、ダイコンは皮ごとひと口大に切る。ネギは薄切りにする。セロリは筋を取り薄切りにする。

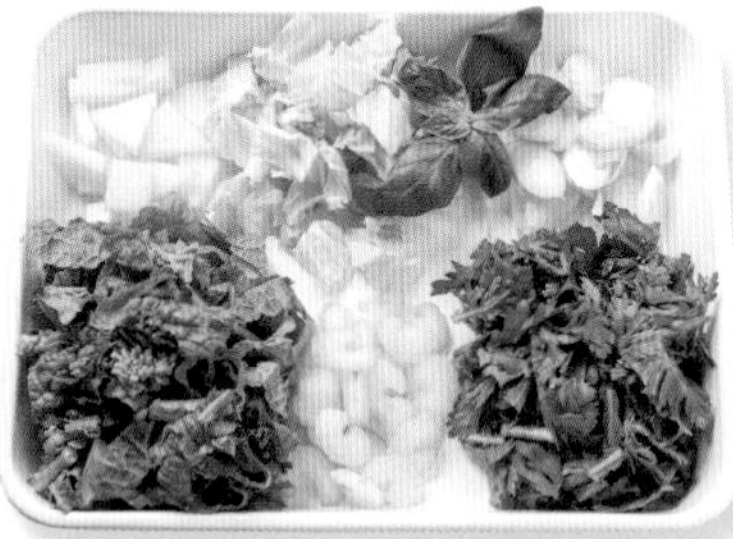

3 鍋に2の野菜、ちぎったバジル、水を入れ火にかける。ふきこぼれないように沸騰直前に火を弱め、蓋をして30分、野菜が柔らかくなるまで煮る。

4 ポタージュの場合はスープが冷めてから、ミキサーかハンドブレンダーでなめらかになるまで攪拌、粉砕する。

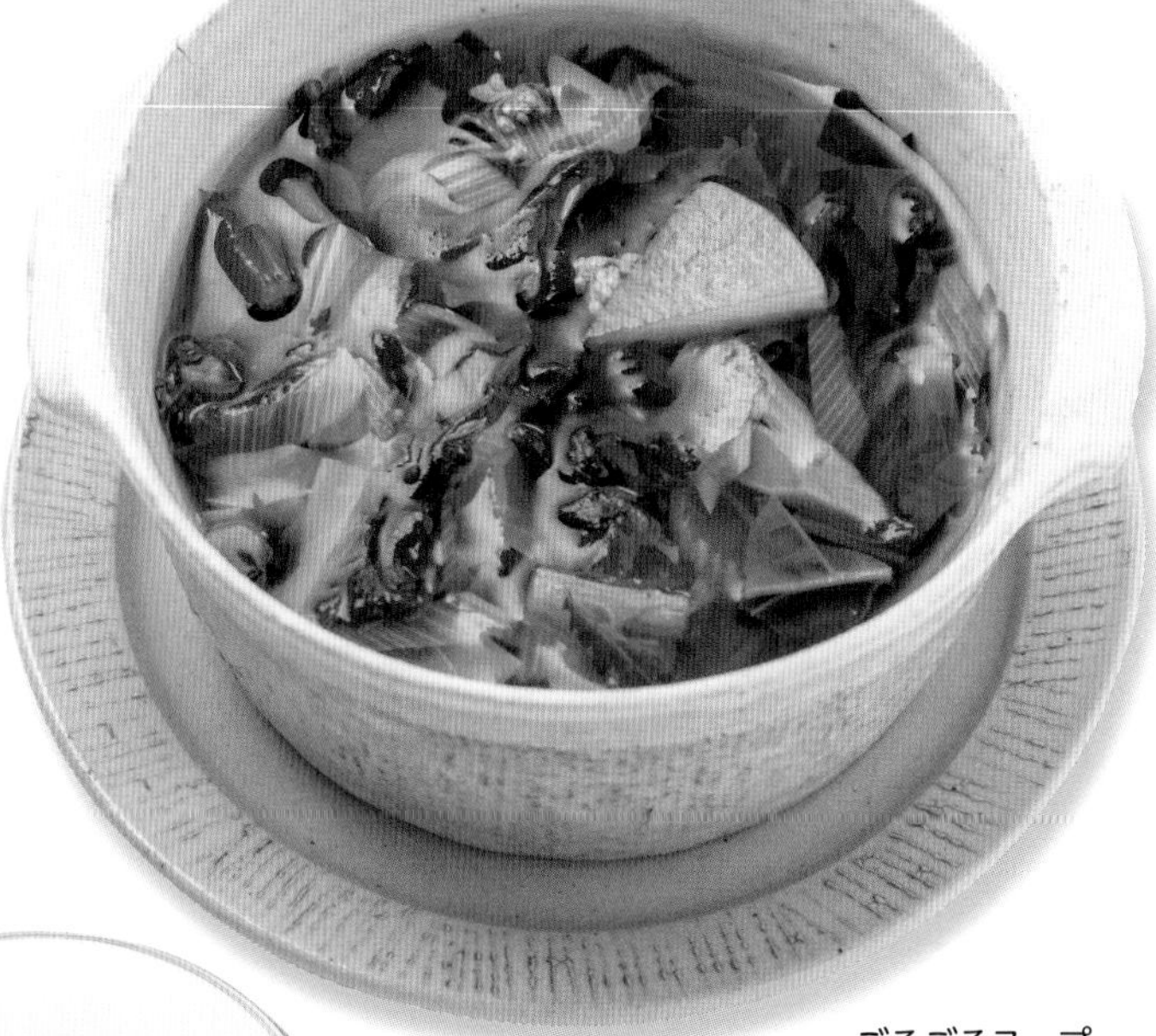

ごろごろスープ

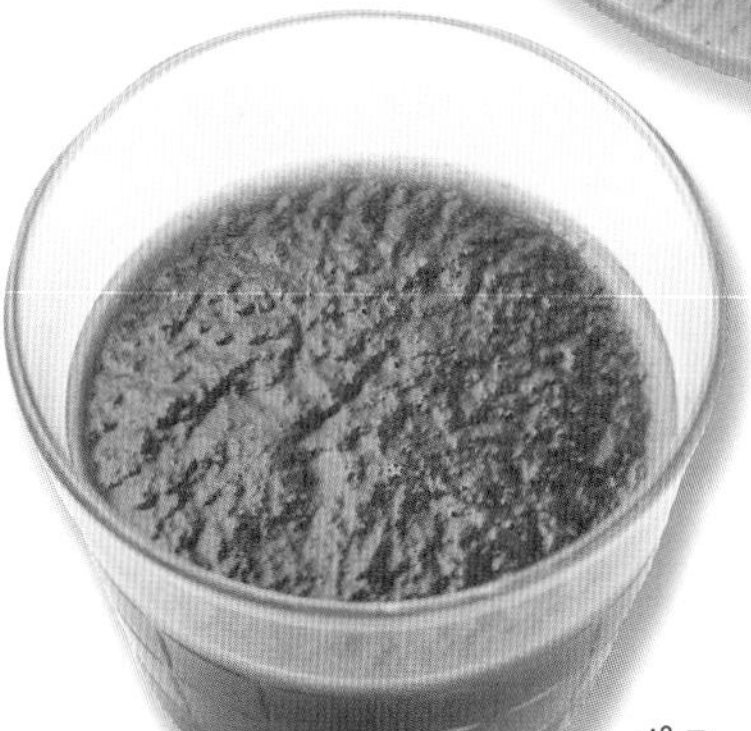

ポタージュスープ

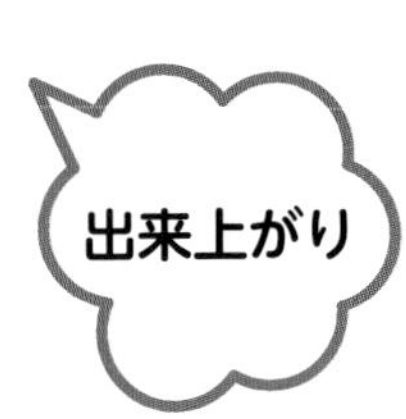

ひとロメモ

緑の野菜の抗酸化力は強力です。私たちの実験では、緑の濃い野菜の煮汁を有害成分である活性酸素に加えるとたちまち消去され、遺伝子の損傷を抑えるだけでなく、細胞のがん化にストップをかけることがわかっています。1枚1枚重なっているキャベツやハクサイなどは、太陽の光を浴びやすい外側の葉ほど抗酸化力は強くなります。濃い緑の野菜のなかでもホウレンソウは特にルテインが豊富で、すばらしい働きがあります。

茶のスープ
ジャガイモ、ゴボウ、タマネギ、マイタケ、シメジ

【材料】出来上がり　800～900㎖
ジャガイモ、ゴボウ、タマネギ、シメジ、マイタケ、クレソン
　……合わせて300g
水……900㎖

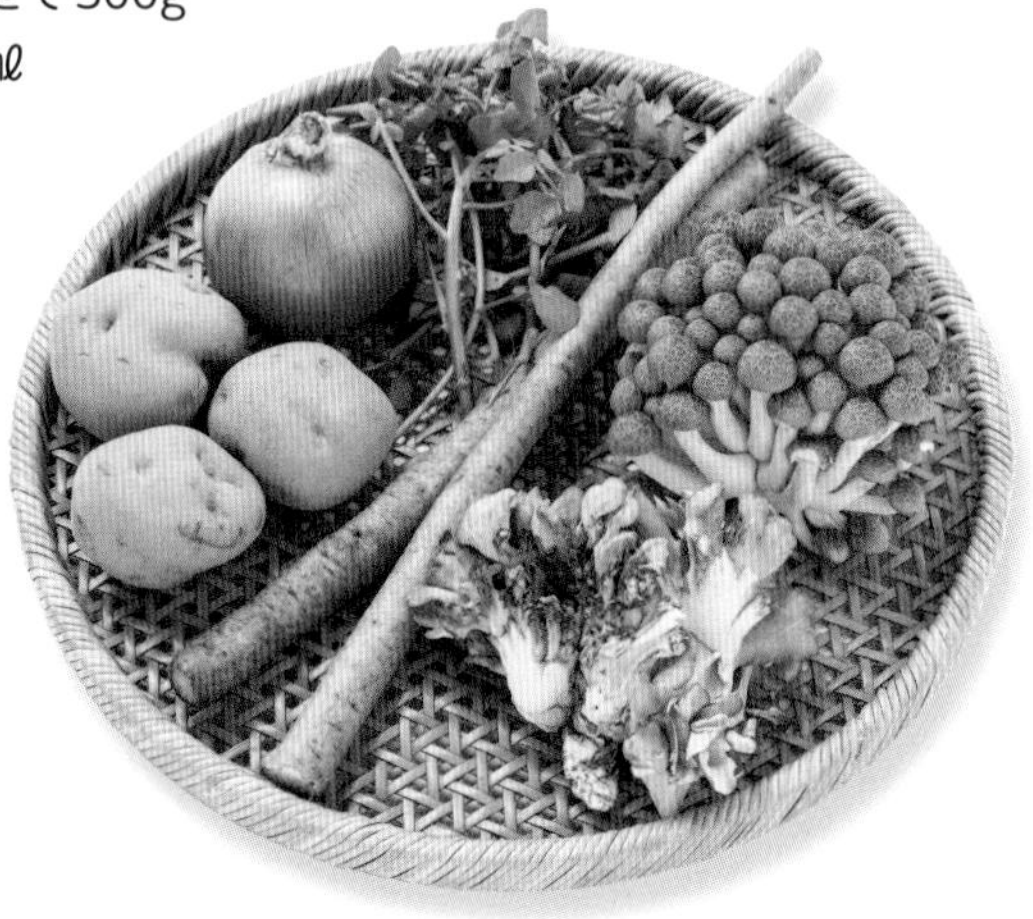

【作り方】

1 野菜はよく洗っておく。

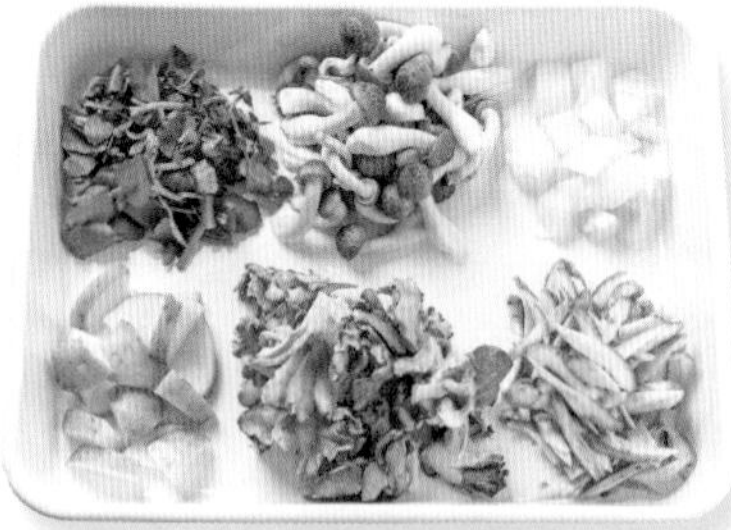

2 ジャガイモは皮つきのままひと口大に切る。ゴボウはささがきにする。タマネギはひと口大に切る。シメジは石づきを取り、ばらばらにほぐす。マイタケは石づきを取り、ひと口大にほぐす。クレソンは2～3㎝長さに切る。

3 鍋に2の野菜、水を入れ火にかける。ふきこぼれないように沸騰直前に火を弱め、蓋をして30分野菜が柔らかくなるまで煮る。

4 ポタージュの場合はスープが冷めてから、ミキサーかハンドブレンダーでなめらかになるまで攪拌、粉砕する。

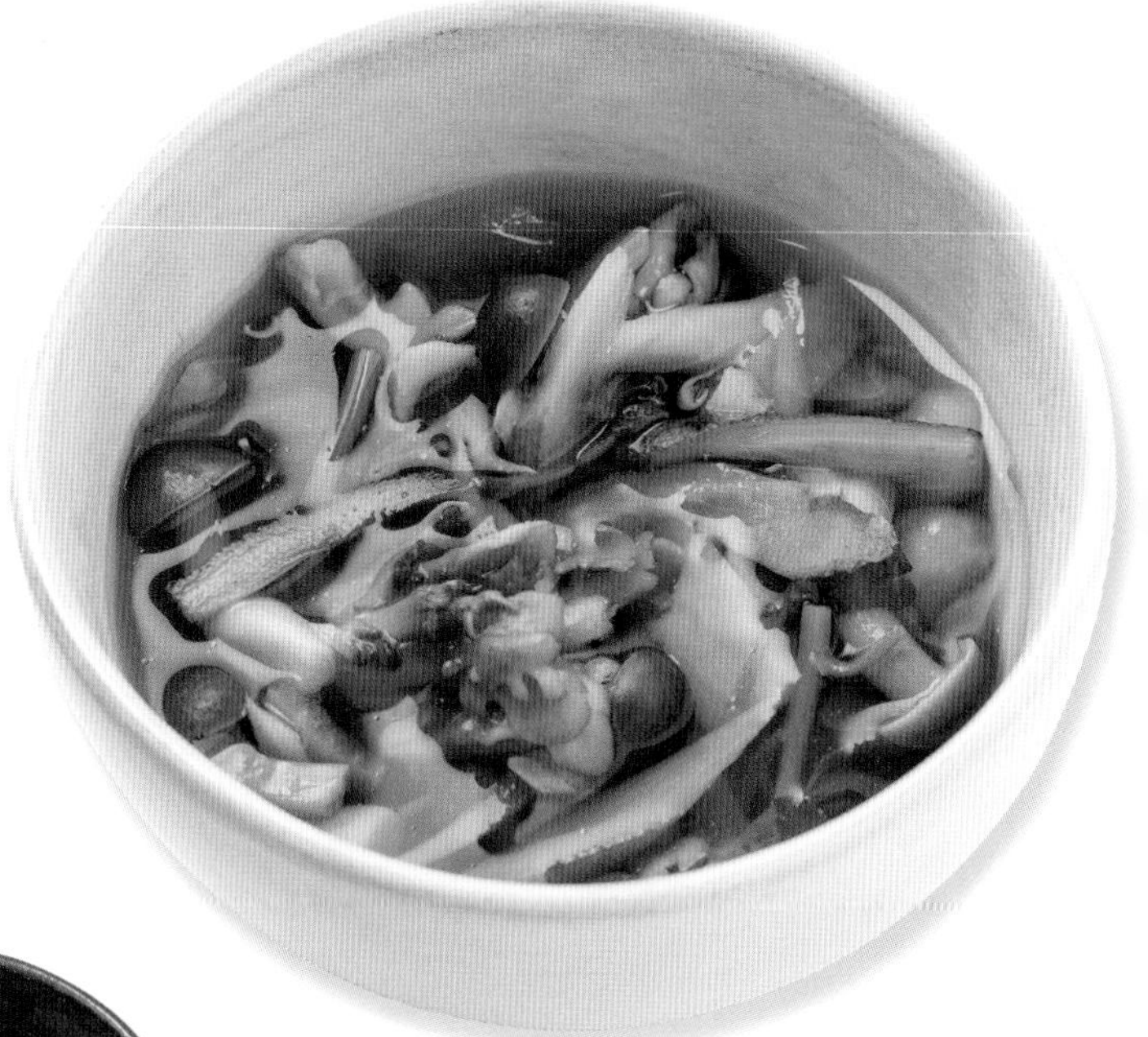

ごろごろスープ

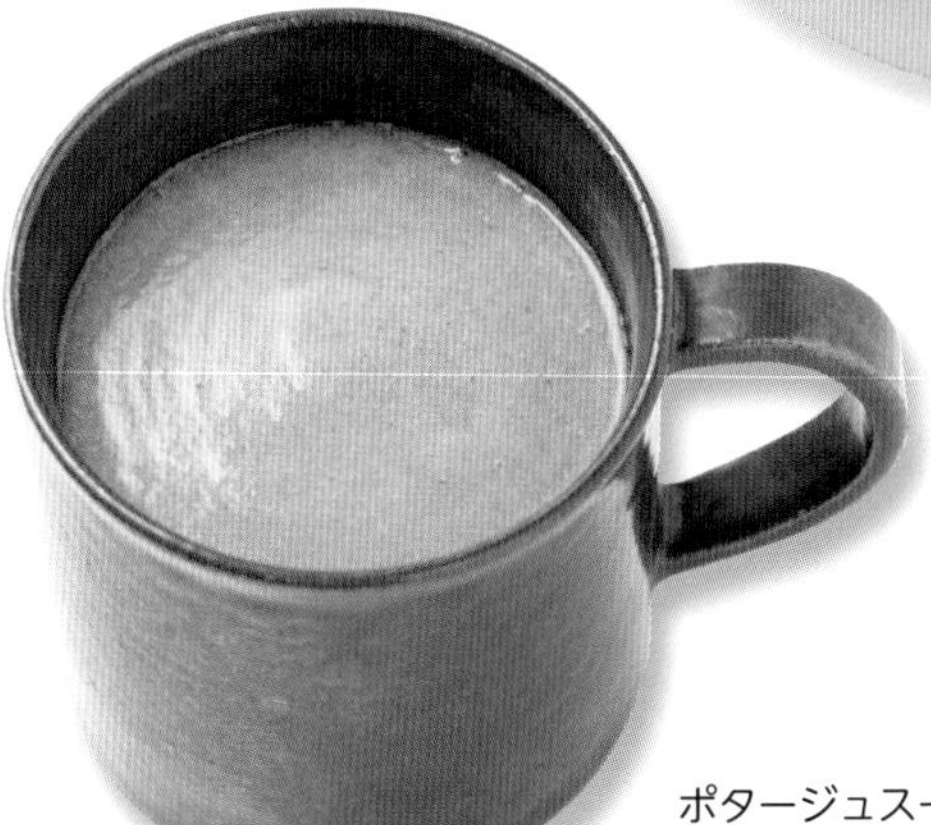

ポタージュスープ

出来上がり

ひと口メモ

茶色の野菜、キノコを中心にしたスープです。ゴボウやジャガイモは切って放置しておくと茶色に変色しますが、変色する根菜類は抗酸化力が強力です。ゴボウは食物繊維も豊富です。ジャガイモに多いビタミンCは、加熱してもほとんど壊れずにスープに溶け出ています。キノコ類には免疫力を高めるβ《ベータ》-グルカンが豊富で、がん抑制効果が認められています。

オレンジのスープ
ニンジン、カボチャ

【材料】出来上がり　800〜900㎖

ニンジン、カボチャ、タマネギ、キャベツ、ミニトマト、パセリ
　……合わせて300g

水……900㎖

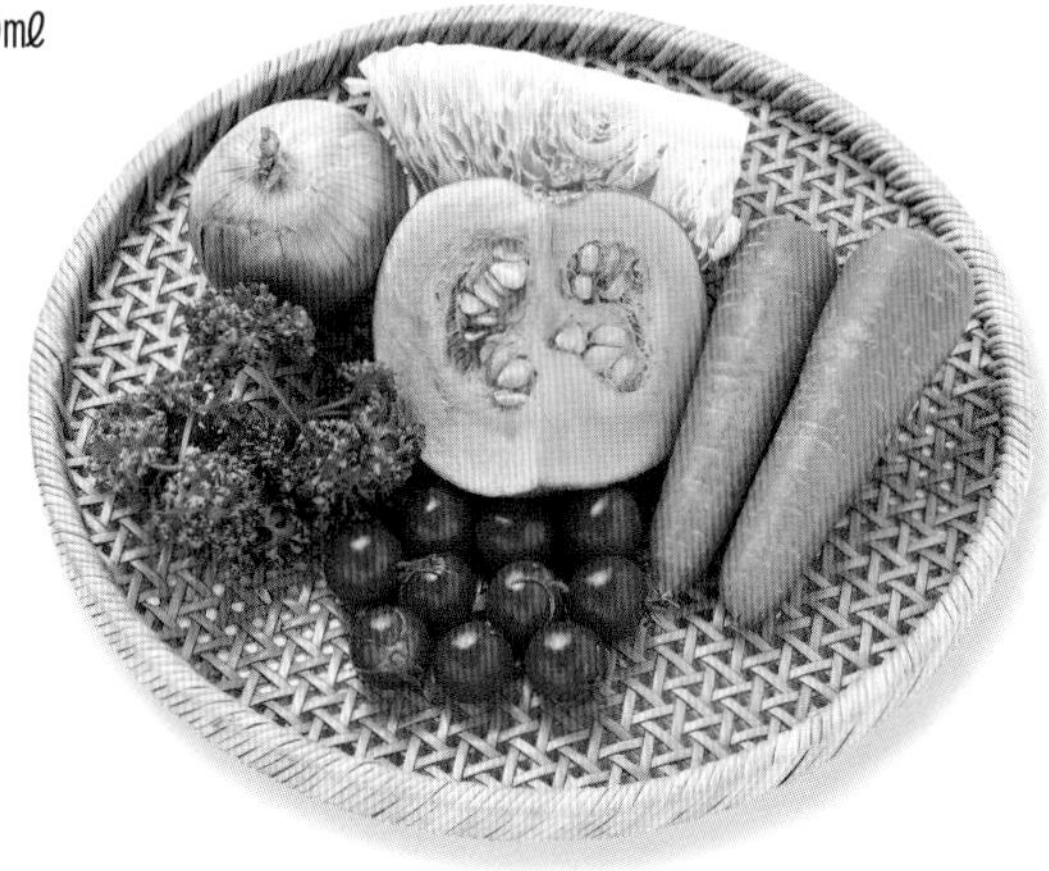

【作り方】

1 野菜はよく洗っておく。

2 ニンジンは皮ごとひと口大に切る。カボチャは皮付きのままひと口大に切る。
タマネギは皮をむいてひと口大に切る。キャベツはひと口大に切る。ミニトマトはへたを取り半分に切る。パセリは小さくちぎっておく。

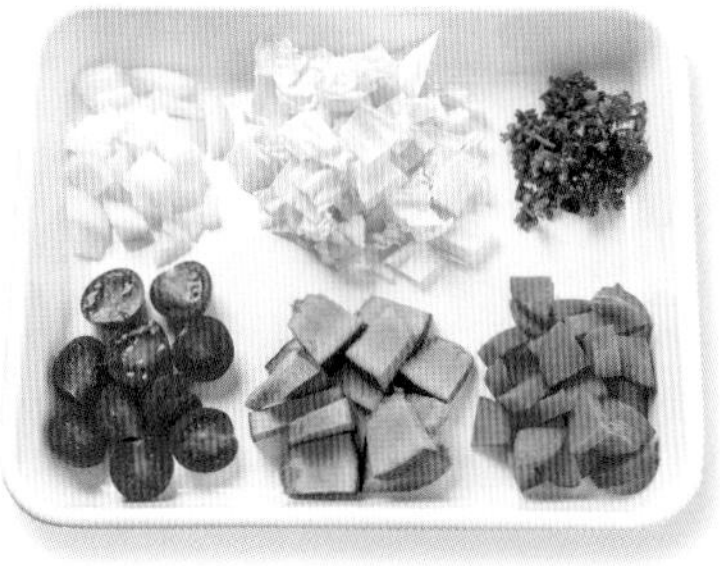

3 鍋に2の野菜、水を入れ火にかける。ふきこぼれないように沸騰直前に火を弱め、蓋をして30分野菜が柔らかくなるまで煮る。

4 ポタージュの場合はスープが冷めてから、ミキサーかハンドブレンダーでなめらかになるまで攪拌、粉砕する。

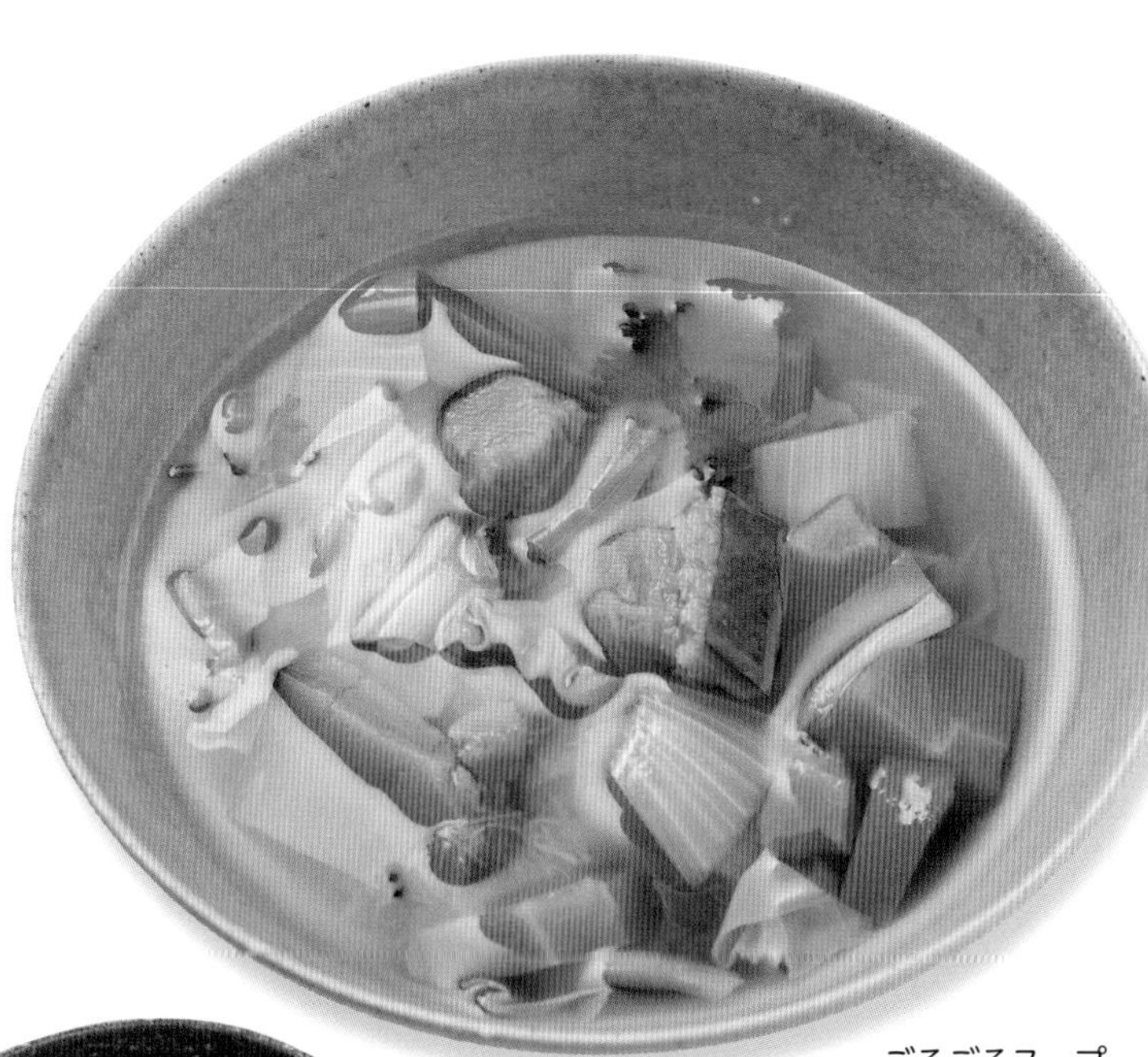

ごろごろスープ

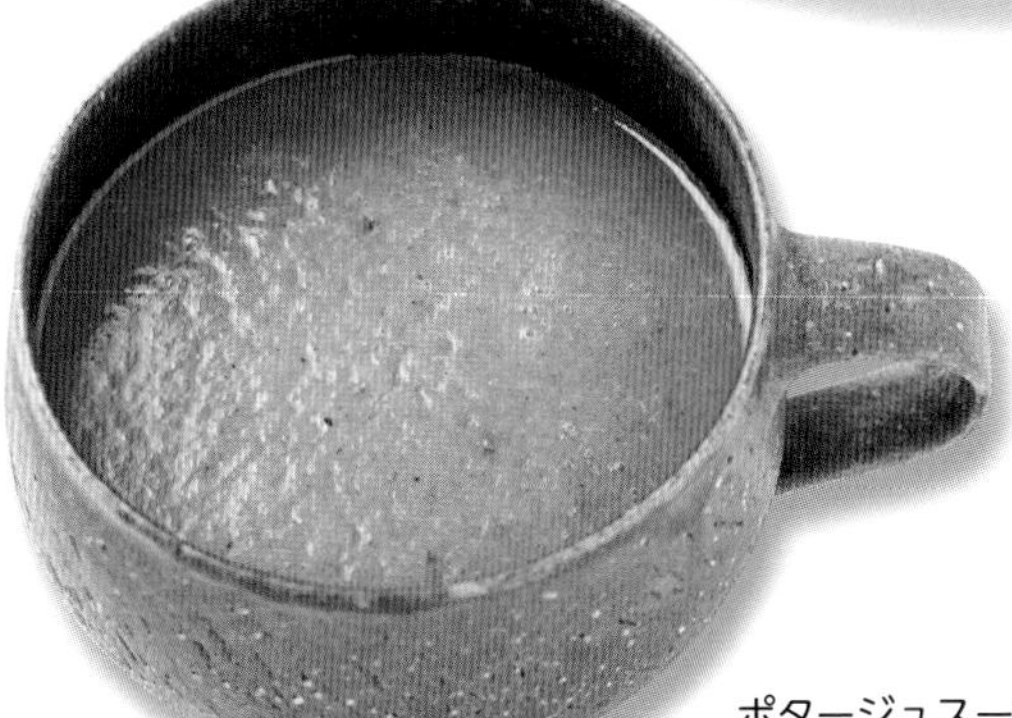

ポタージュスープ

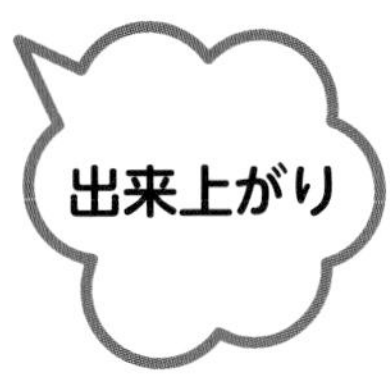

ひと口メモ

ニンジンやカボチャのオレンジや黄色の色素は、β《ベータ》-カロテン（リコピン）です。カロテン類は特に紫外線で生じる活性酸素に対する抗酸化作用が強力で、白内障や皮膚がんの予防が考えられます。特にニンジンはβ-カロテンの豊富な野菜の代表格です。β-カロテンは油と一緒にとると吸収率が高まるので、炒めてから煮るとさらにいいでしょう。食べるときにオリーブオイルを加えてもいいでしょう。

野菜嫌いの子どもにはポタージュを

野菜嫌いの子どもでもポタージュスープなら食べてくれるという声をよく聞きます。

野菜の形がなくなり、子どもの好みに合わせて味付けをすれば抵抗が少なくなるのかもしれません。

フルーツを入れるのもよいアイデアです。

子どもの野菜嫌いは、
野菜の見た目や食感が
原因のことが多い

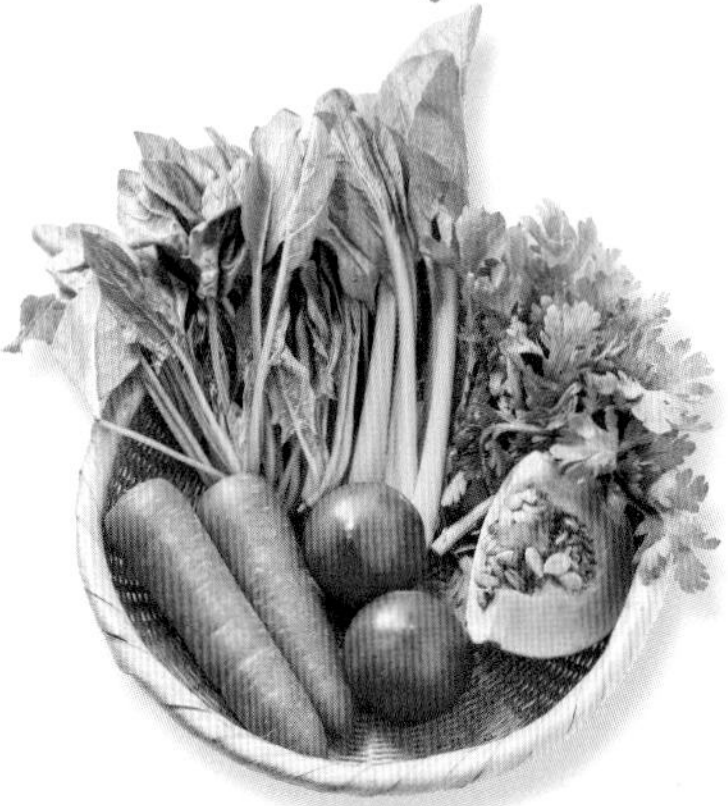

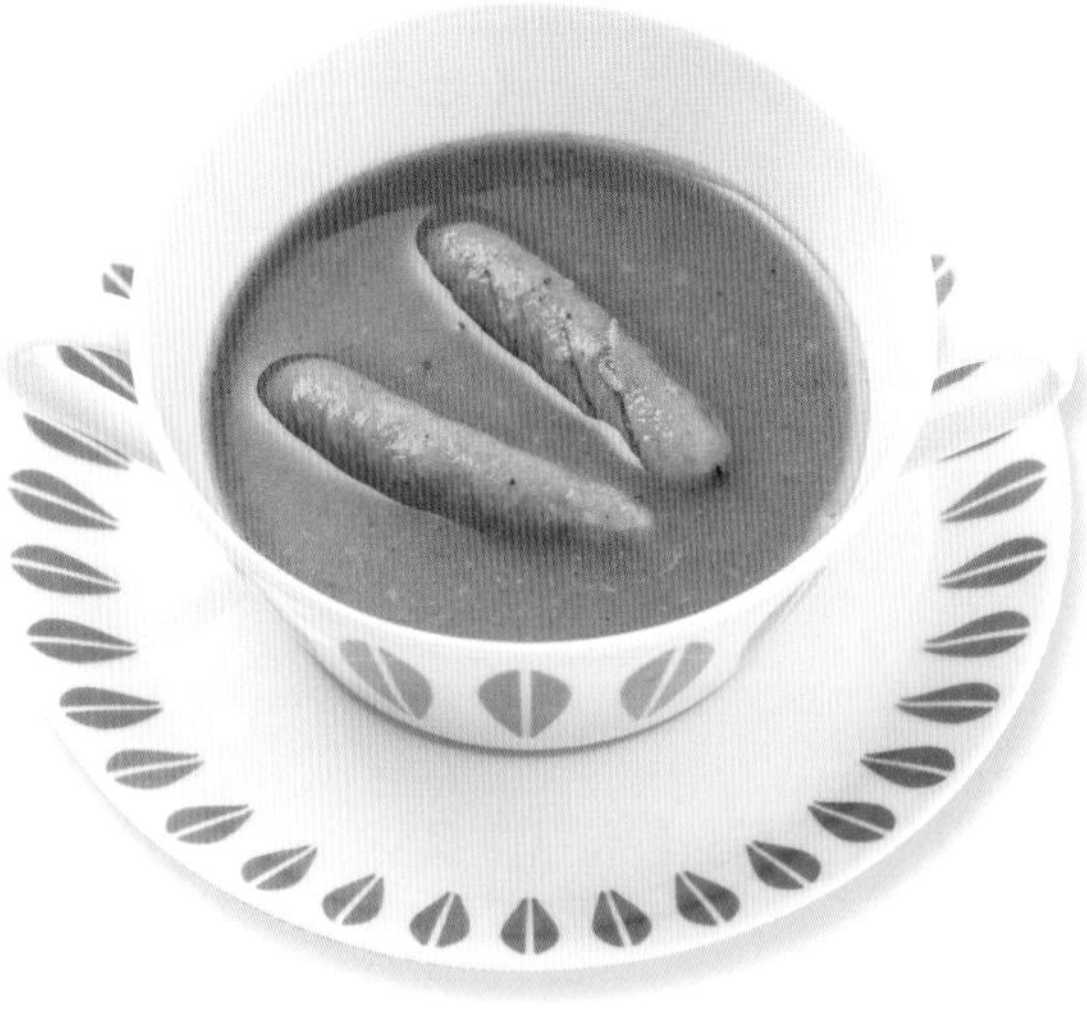

ポタージュに
ウインナーなど子どもが好きなものをトッピングすれば
お代わりをしてくれるかも!?

子どもが喜んで食べる味付け

ポタージュにしても、子どもは多少味付けをしないとなかなか食べてくれないでしょう。

コンソメや塩コショウ、または果物などで味を調えると食べやすくなります。

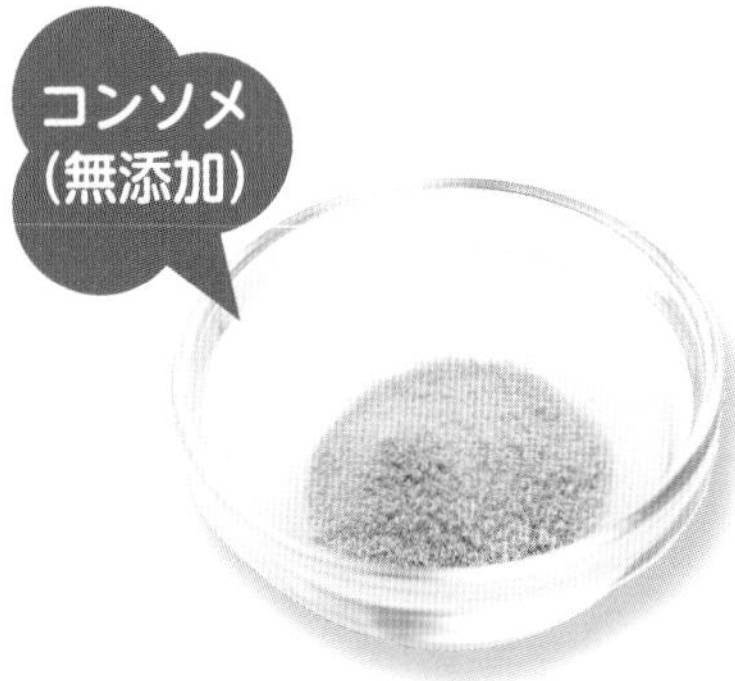

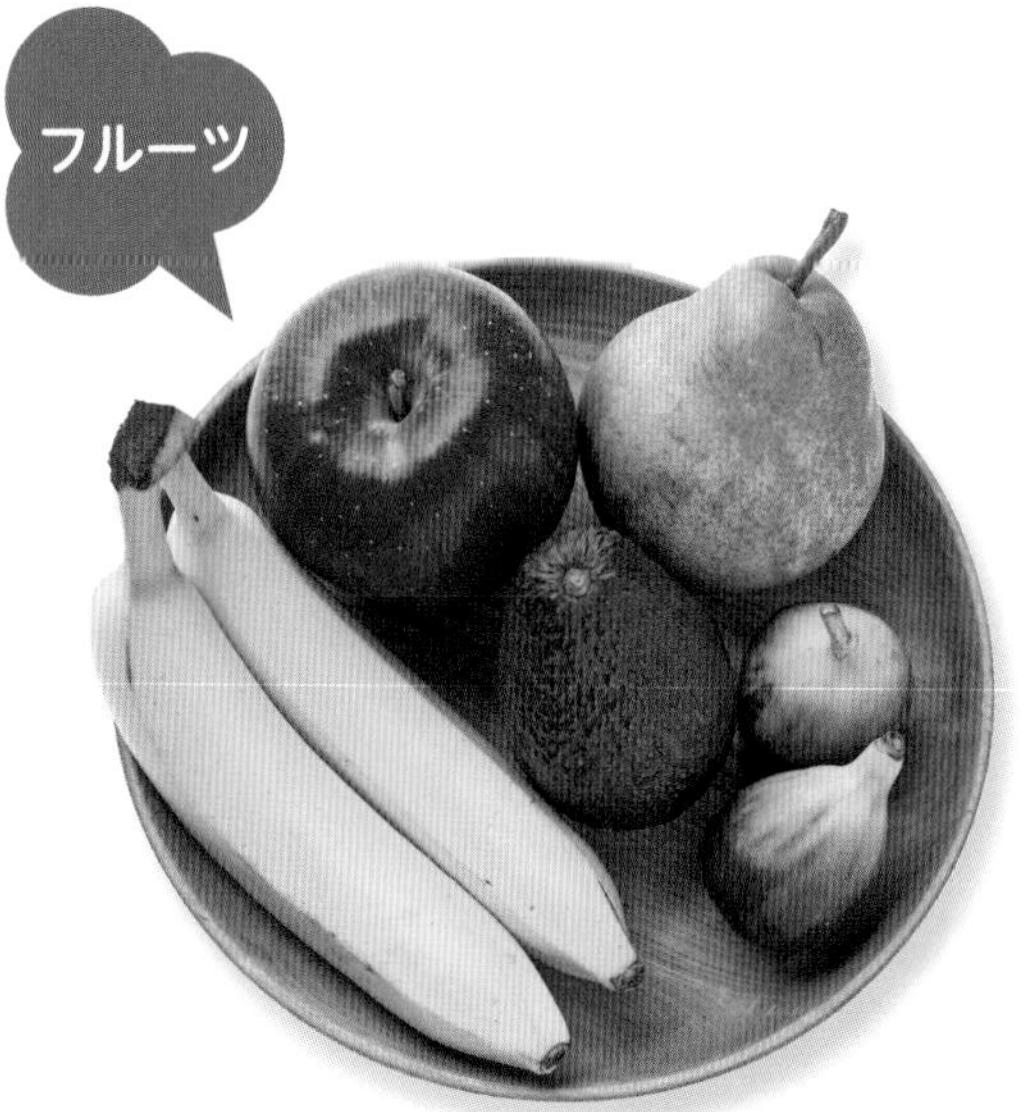

フルーツを加えると
甘みや酸味が入りおいしいスープになります。
野菜と一緒に煮たり、煮上がってから
すりおろしたものを入れてもいいでしょう。

病気や高齢で食べられない人の闘病食・介護食に

病気や高齢で食の細い人や食べられない人の介護食として、野菜スープは最適です。野菜スープなら無理なく栄養がとれて、胃腸に負担をかけません。体力を維持回復するための「メディカルスープ」です。作りおきをしておけば、介護するご家族の負担軽減の一助にもなるでしょう。低栄養を防ぐために、これに濃いめのチキンスープを入れると栄養がさらに増していいでしょう。

ポタージュは飲むスープなので
介護食にお勧めです。

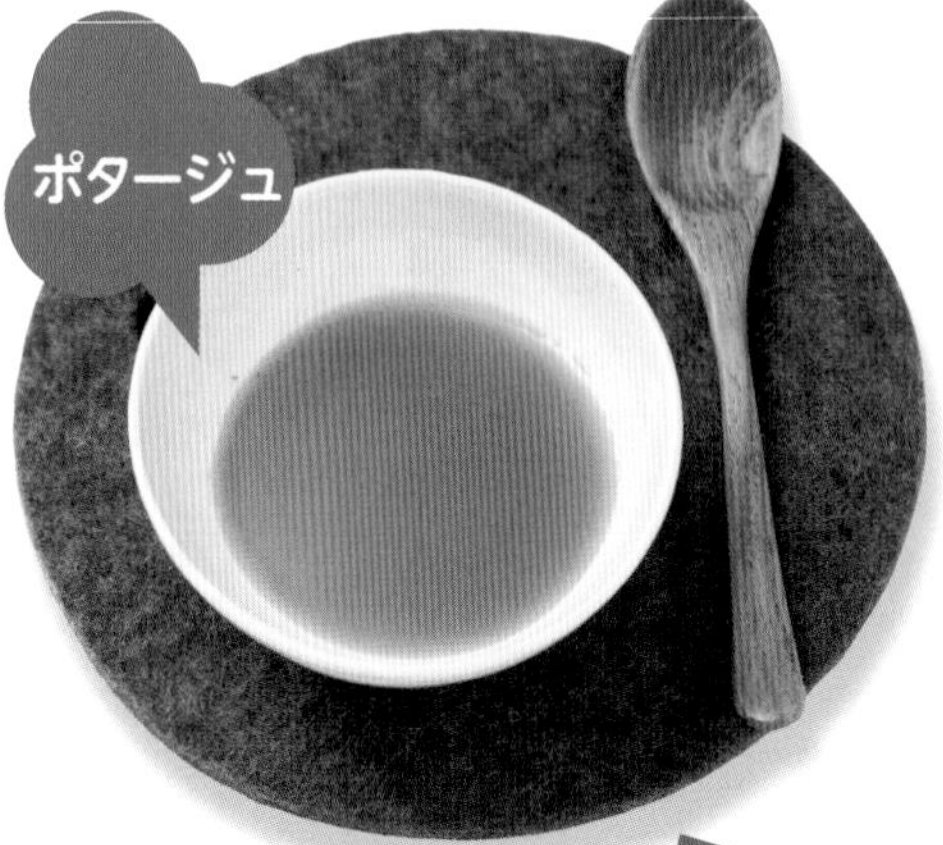

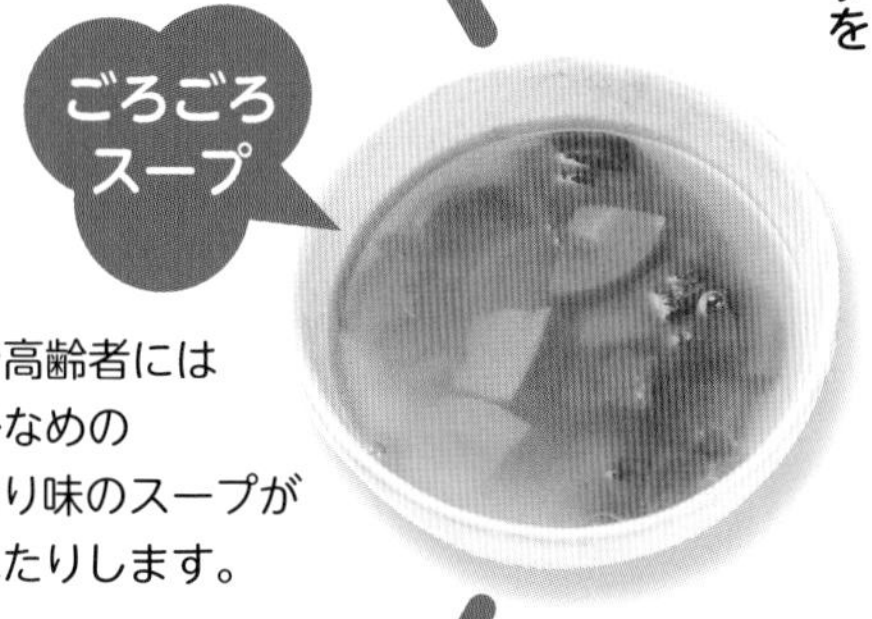

病人や高齢者には
野菜少なめの
あっさり味のスープが
好まれたりします。

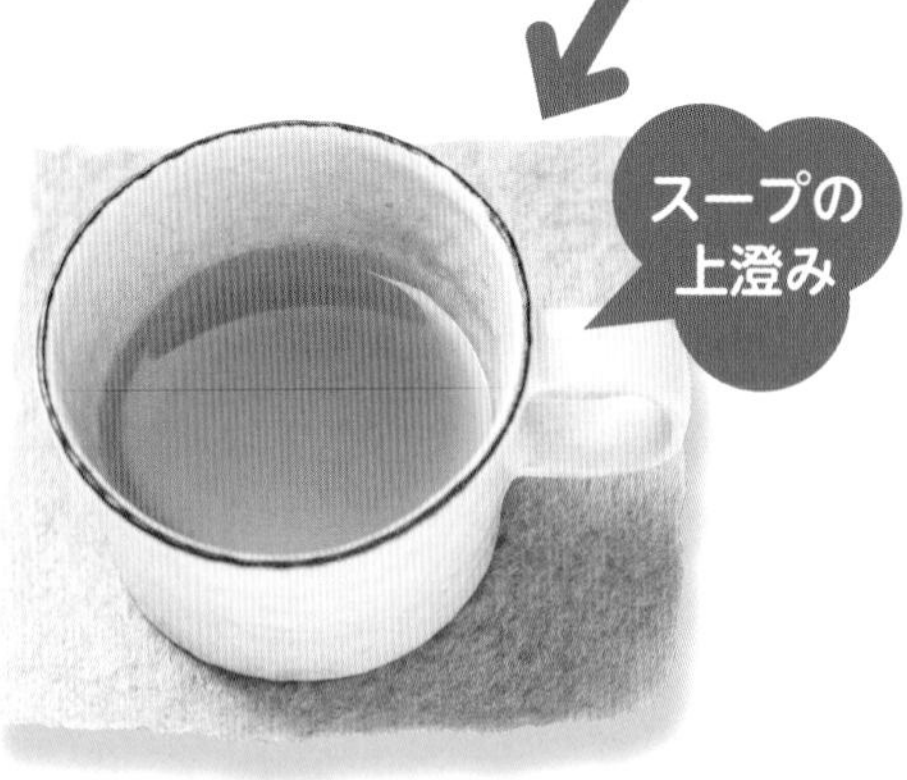

栄養はスープに溶け出ているので
野菜は食べなくて
上澄みだけで飲んでもよいでしょう。

介護食にする野菜は、繊維質の多いものは避けて、ニンジン、カボチャなど胃腸にやさしい野菜を使いましょう。

煮る前に油で炒めると野菜がなめらかになり、脂溶性のファイトケミカルの吸収が何倍も高くなります。

また、誤嚥《ごえん》を防ぐために野菜の皮はむきましょう。

トマトの皮は湯むきし種は取る

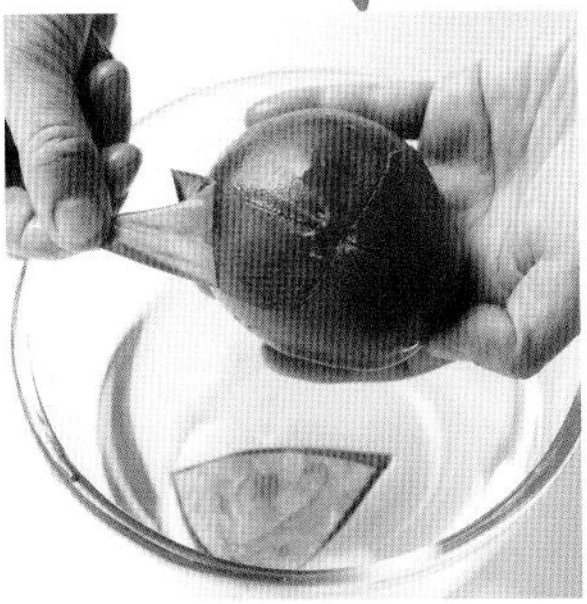

油で炒めると吸収率が大幅アップ

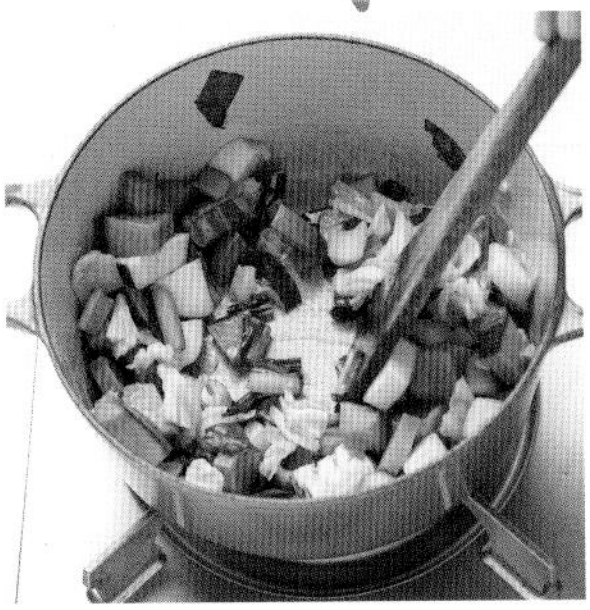

ポタージュは茶こしでこすとさらになめらかに

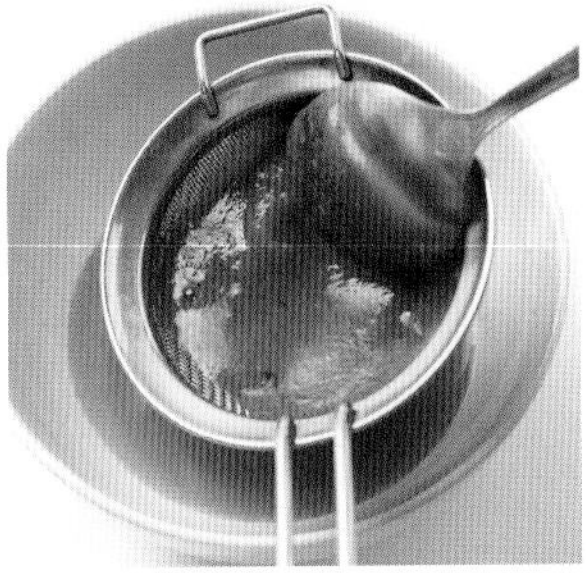

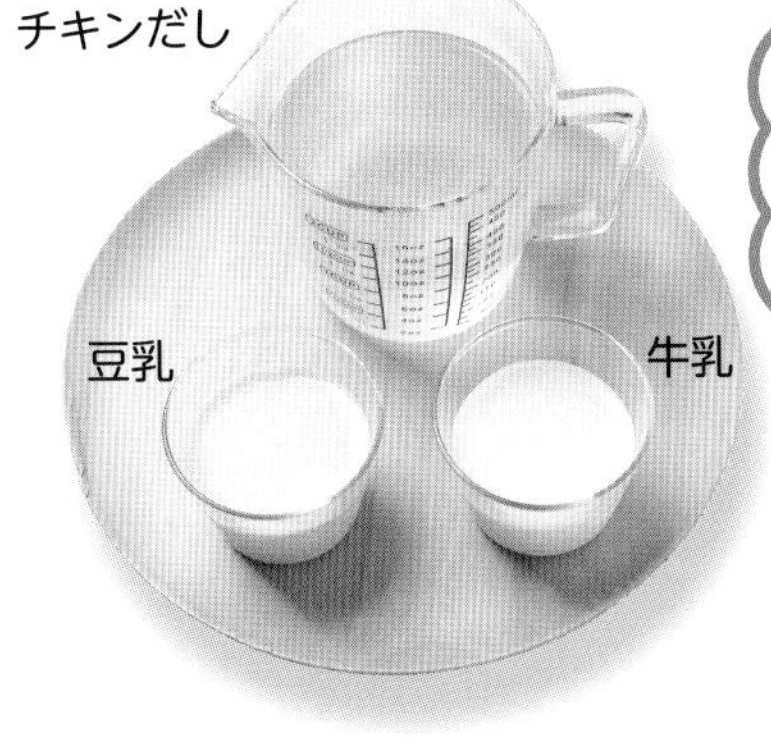

体力をつけるために牛乳や豆乳、チキンだしなども利用しよう

※市販の無添加チキンブイヨンなどを利用してもいいでしょう。

白のごろごろスープを使って

みそ汁

【材料】２人分
白のごろごろスープ……約400㎖
みそ……少々
青ネギ小口切り……少々

【作り方】

1 ごろごろスープを鍋に入れ、蓋をして火にかける。

2 温まったら、みそを溶き入れる。

3 器に盛り、青ネギを添える。

白のごろごろスープ
（作り方は34ページ）

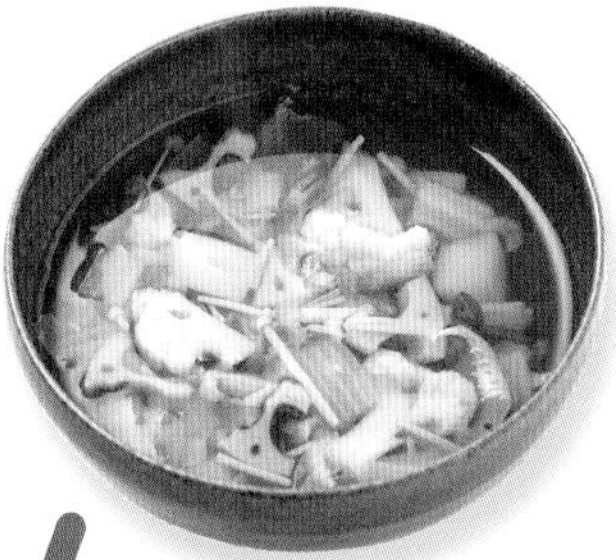

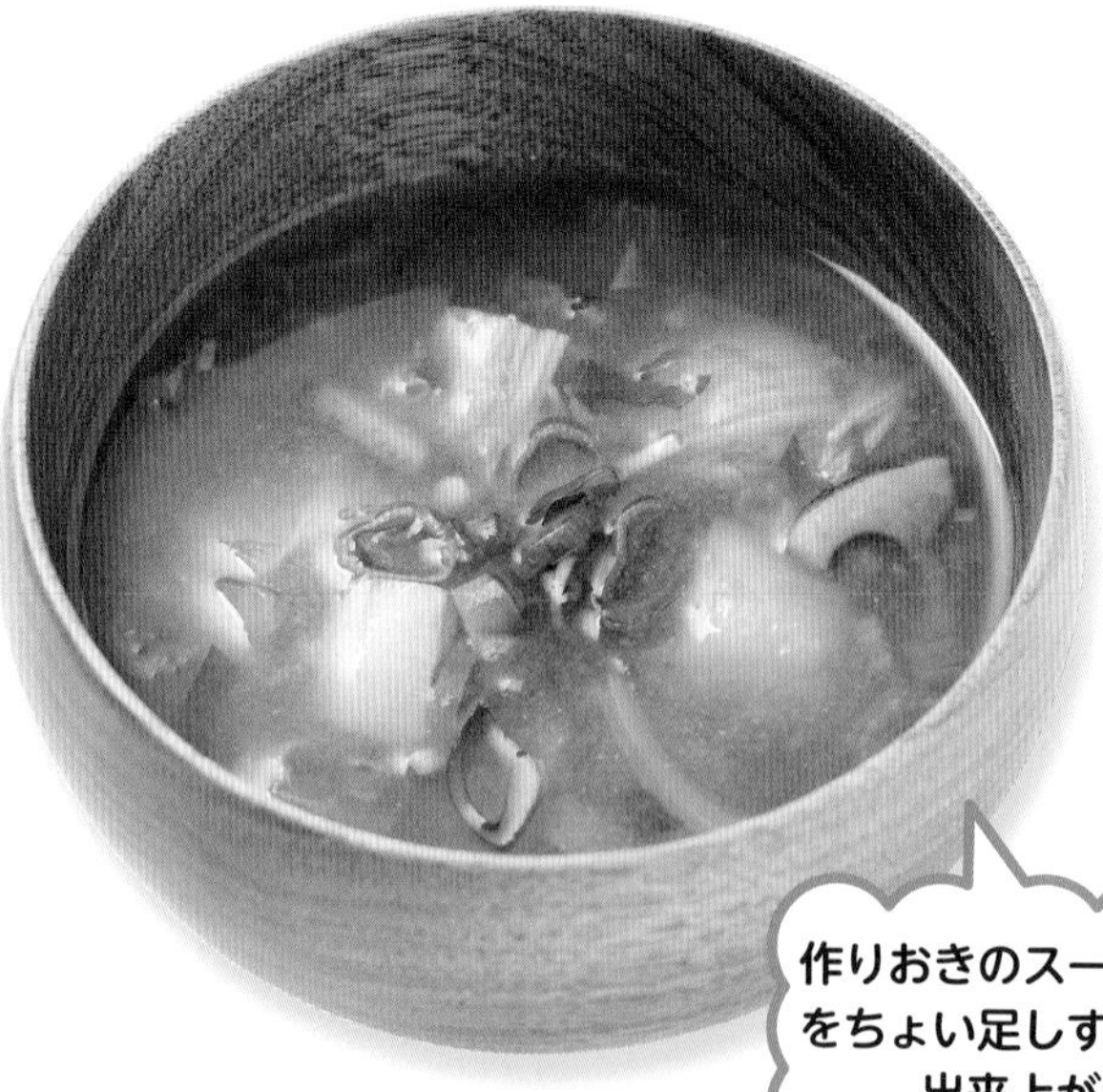

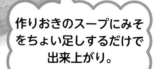

作りおきのスープにみそをちょい足しするだけで出来上がり。

緑のごろごろスープを使って
やさしいお味のうどん

【作り方】

1 油揚げは長さを半分に切り、薄切りにする。

2 ごろごろスープと天然だしパックを鍋に入れ、蓋をして火にかける。4～5分煮たらうどんを入れさらに3～4分煮る。

3 天然だしパックを取り出し、塩、薄口しょうゆで味を整える。

4 器に盛り、ミツバを添える。

【材料】 2人分

緑のごろごろスープ……約600㎖
天然だしパック……1袋
うどん……2玉
油揚げ……1/2枚
塩、薄口しょうゆ……各少々
刻みミツバ……少々

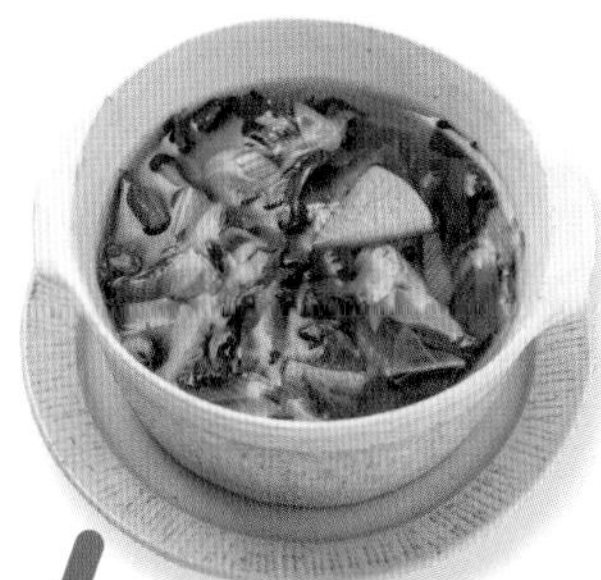

緑のごろごろスープ
(作り方は36ページ)

野菜から出る
うまみたっぷりの
やさしい味です。

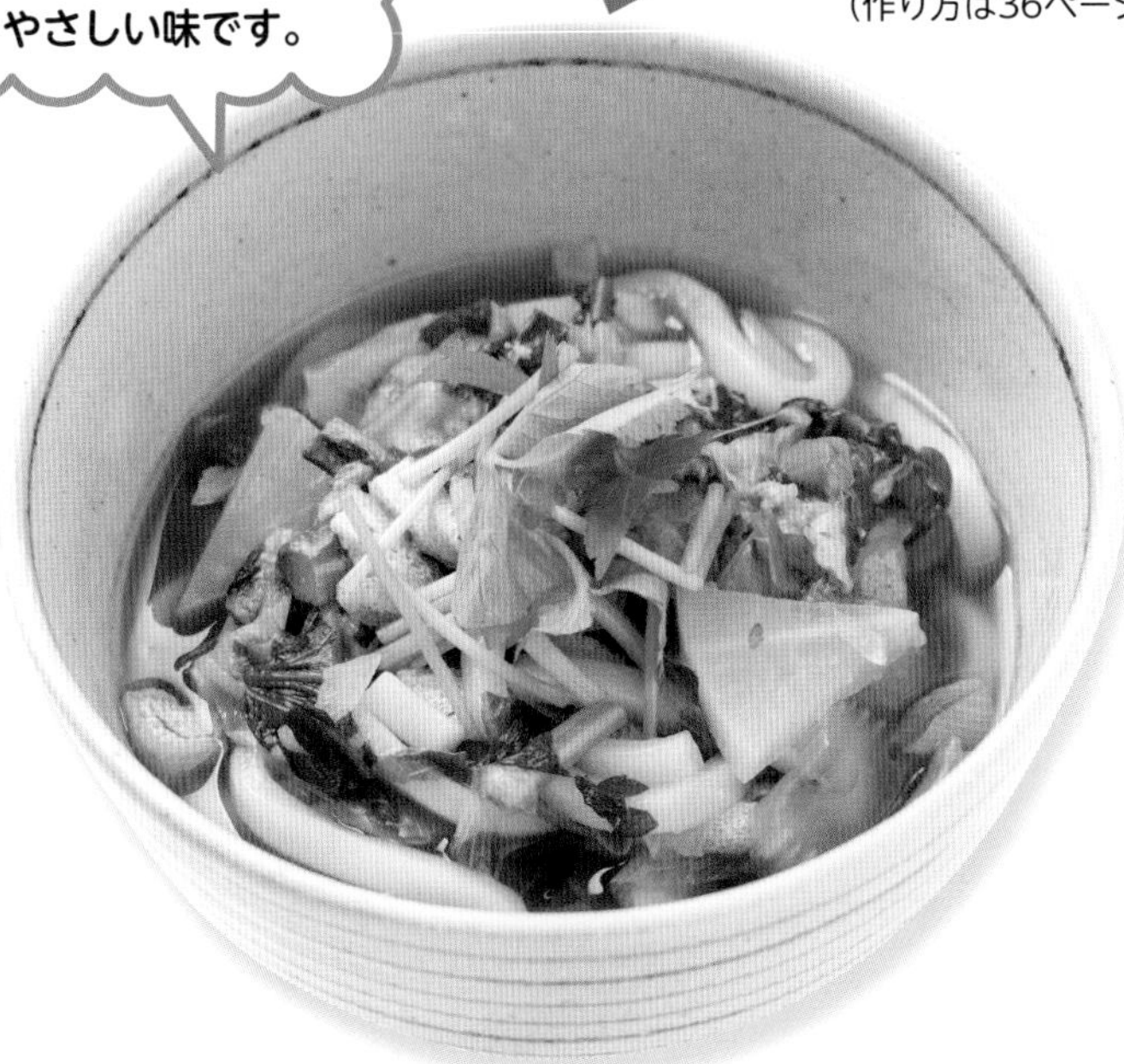

オレンジのごろごろスープを使って
押し麦スープご飯

【材料】2人分

オレンジのごろごろスープ
……約600mℓ
押し麦……60g
しょうゆ……少々

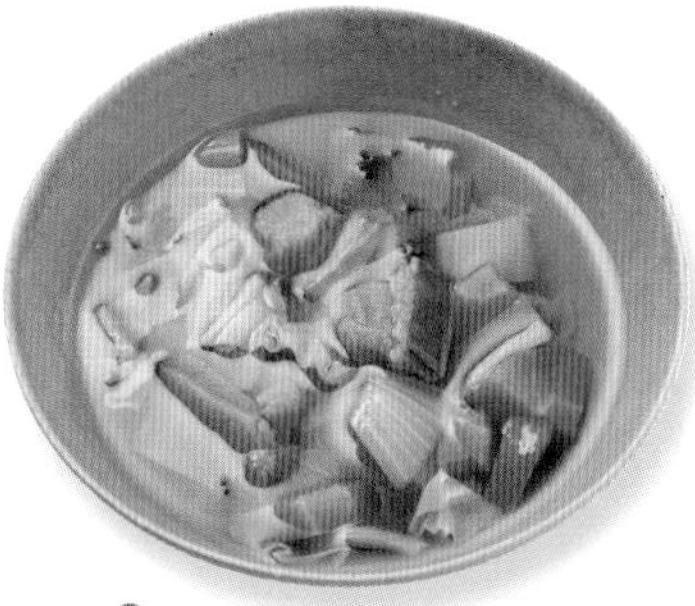

オレンジのごろごろスープ
(作り方は40ページ)

【作り方】

1 押し麦をさっと洗い、たっぷりの水を加え、30分以上吸水させる。

2 水気を切った1の押し麦を、たっぷりの湯で15分ほどゆでる。

3 鍋にごろごろスープと水気を切った2の押し麦を入れ火にかけ、弱火で30分ほど煮て、しょうゆ少々で味を整える。

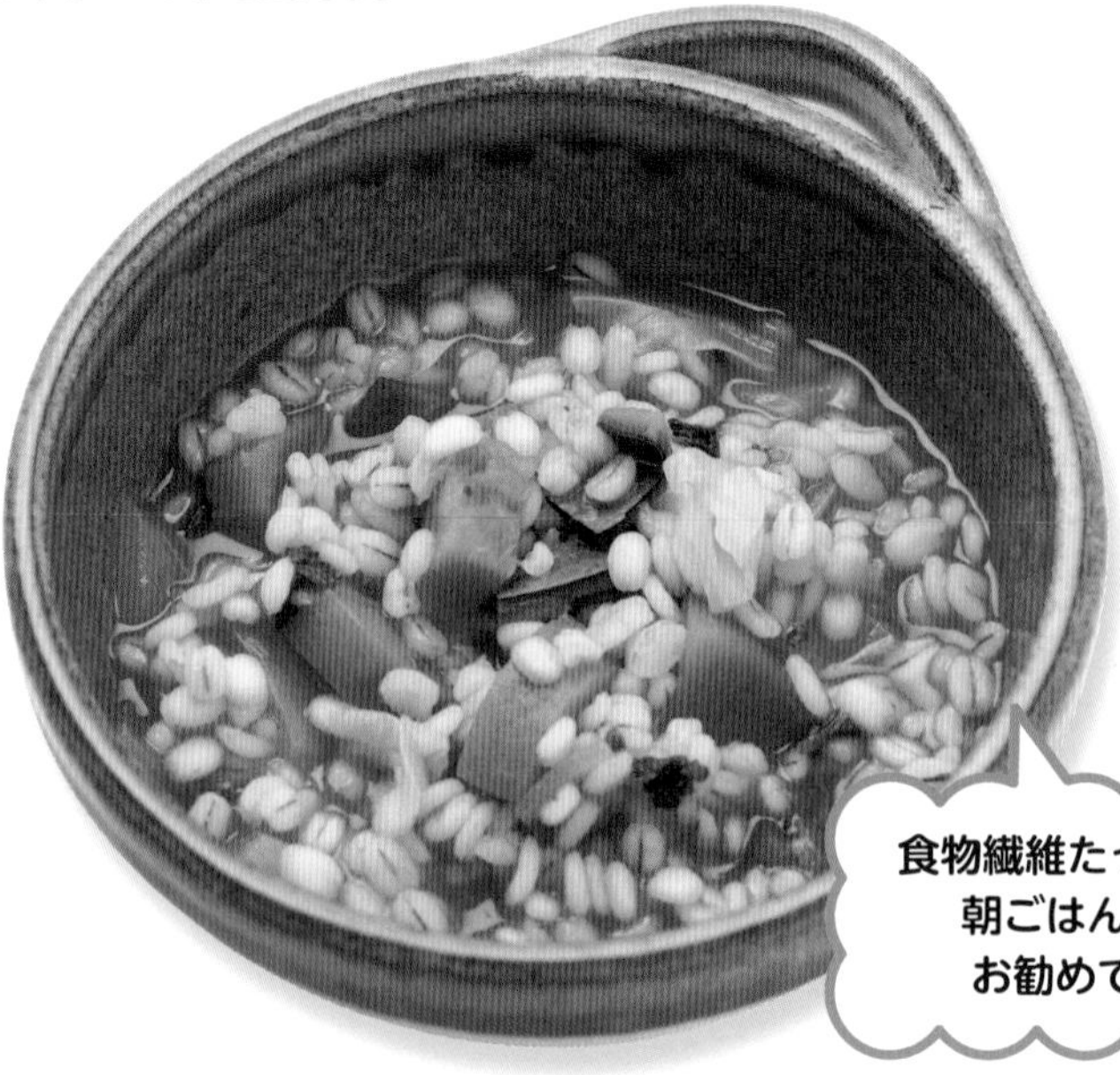

食物繊維たっぷりで
朝ごはんにも
お勧めです。

赤のごろごろスープを使って
チキン入りスープ

【作り方】

1 チキンスペアリブに軽く塩をしておく。

2 フライパンにオリーブオイルとニンニクを入れ火にかける。ニンニクのいい香りがしたら1のチキンスペアリブを入れ、皮目を薄いキツネ色になるまで焼く。

3 2にごろごろスープを加え蓋をして、チキンスペアリブが柔らかくなるまでごく弱火で、15分コトコトと煮る。

4 塩コショウで味を整える。

【材料】 2人分

赤のごろごろスープ……約500㎖
ニンニク（粗みじん切り）……1片分
オリーブオイル……小さじ2
チキンスペアリブ（手羽中を半分に切ったもの）……6本
塩、コショウ……各少々

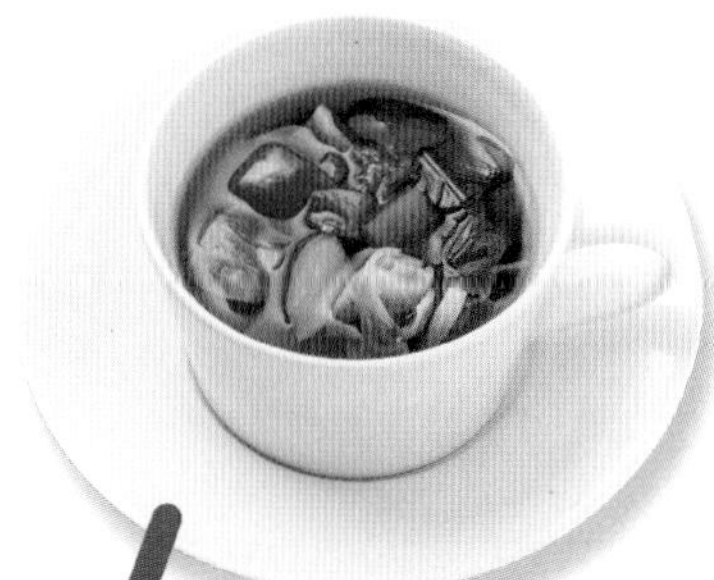

赤のごろごろスープ
（作り方は32ページ）

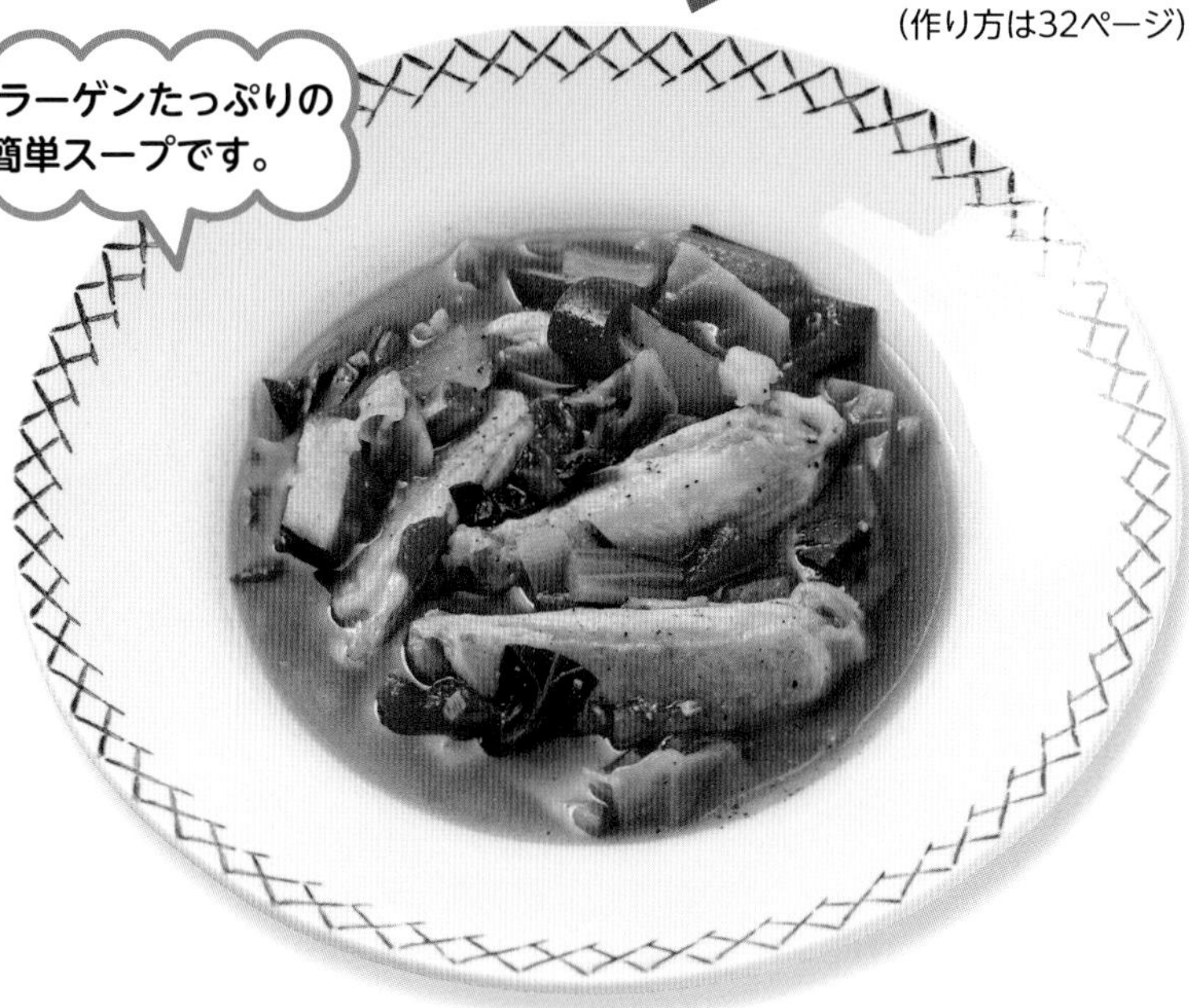

コラーゲンたっぷりの簡単スープです。

茶のごろごろスープを使って
サバ缶レモンスープ

【材料】2人分
茶のごろごろスープ……400mℓ
サバの水煮缶……1缶(100g)
国産レモンのスライス……4枚
塩、しょうゆ……少々
コショウ……少々

【作り方】

1 ごろごろスープとサバ缶を汁ごと鍋に入れ火にかける。

2 温まったら、レモンをひねって絞りながら加える。塩、しょうゆで味を整える。

3 器に盛り、コショウをふる。

茶のごろごろスープ
(作り方は38ページ)

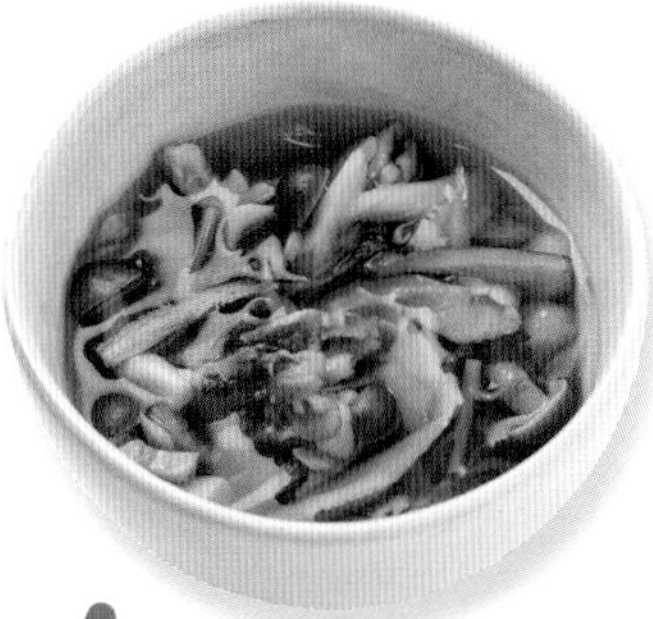

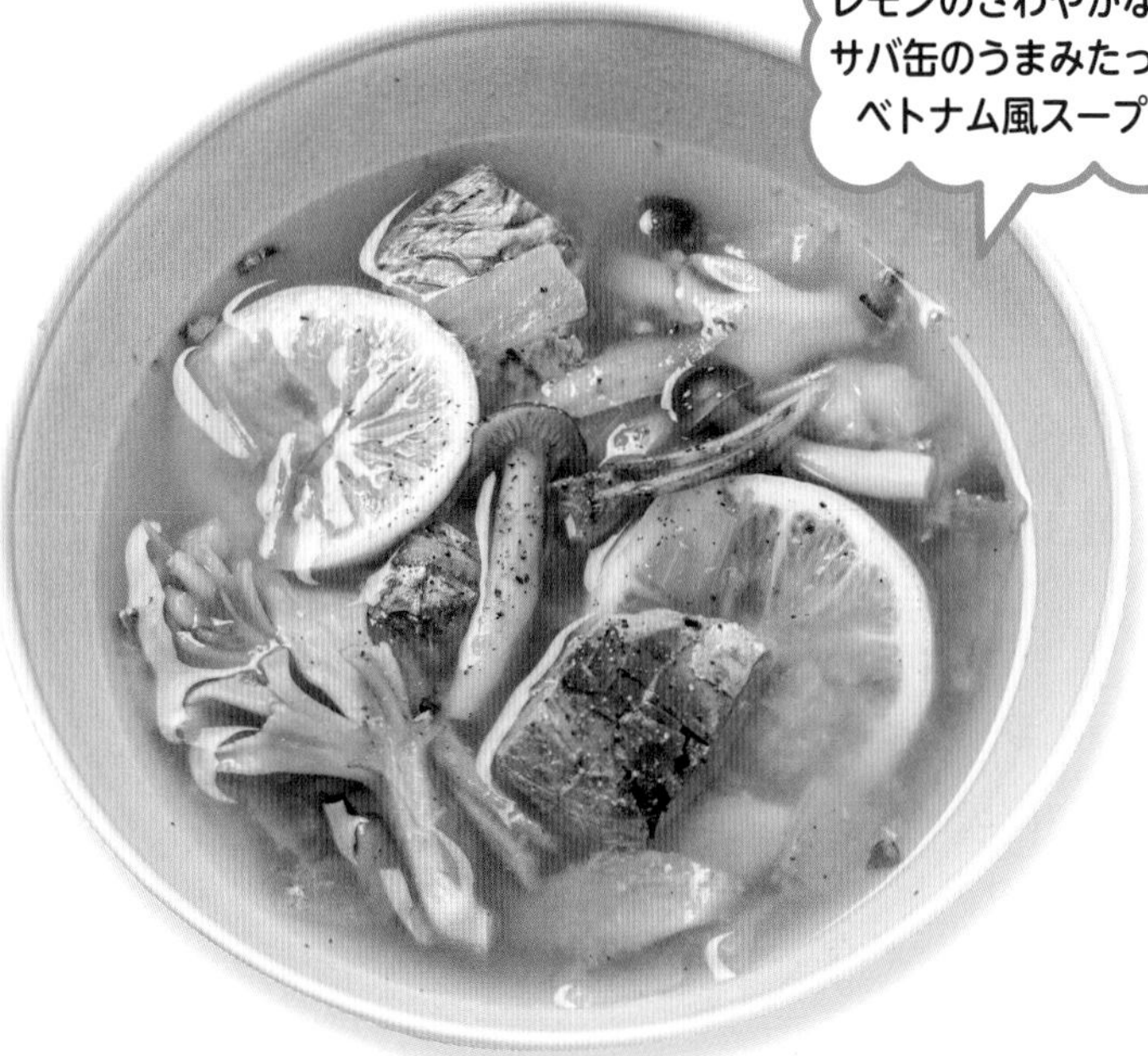

レモンのさわやかな香りとサバ缶のうまみたっぷりのベトナム風スープです。

緑のポタージュを使って
甘酒ショウガスープ

【材料】 1杯分

緑のポタージュ……100㎖

甘酒……100㎖

お好みでショウガのすりおろし……少々

緑のポタージュ
（作り方は36ページ）

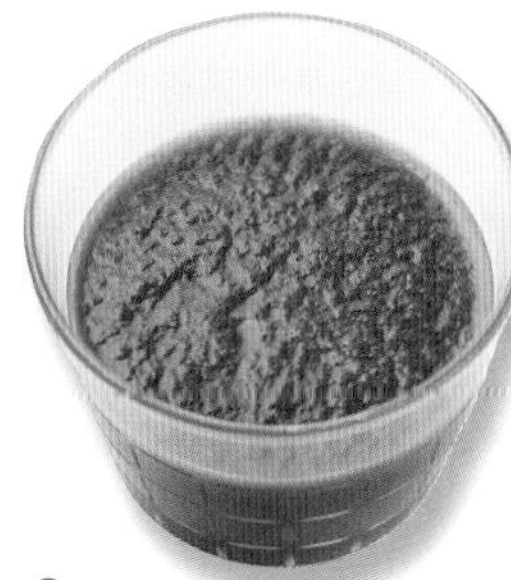

【作り方】

1 ポタージュスープと甘酒を混ぜる。
冷たくても温めてもおいしくいただけます。

**甘酒の自然な甘みで
ゴクゴク飲めます。**

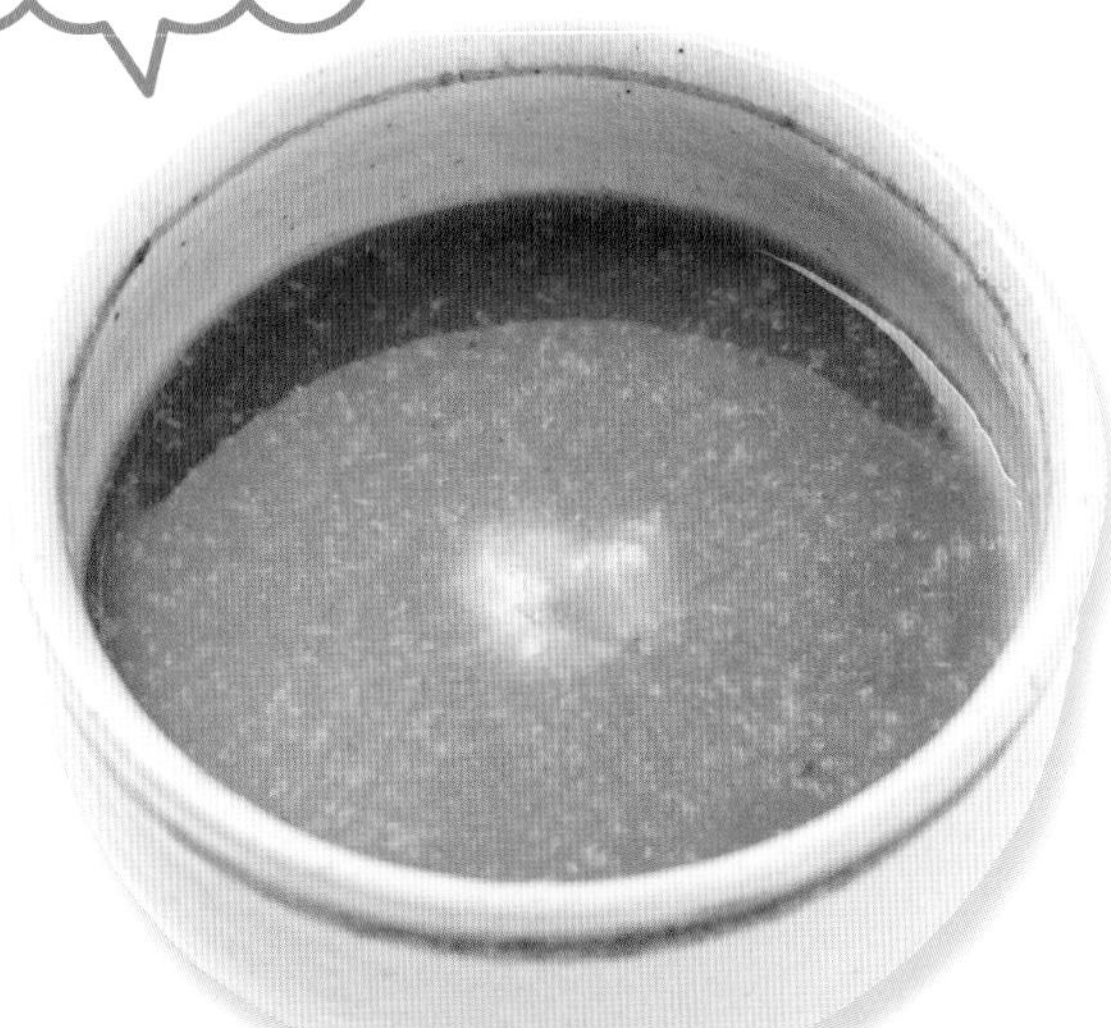

赤のポタージュを使って

豆乳黒コショウスープ

【材料】1人分

赤のポタージュスープ……150mℓ

豆乳……50mℓ

粗挽き黒コショウ……少々

【作り方】

1 ポタージュスープと豆乳を混ぜる。

2 黒コショウをふる。

赤のポタージュ

(作り方は32ページ)

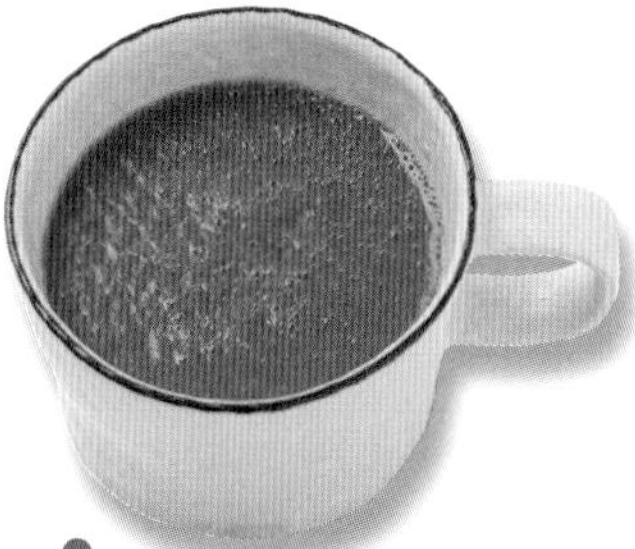

豆乳のコクが
加わります。牛乳でも
おいしいですよ。

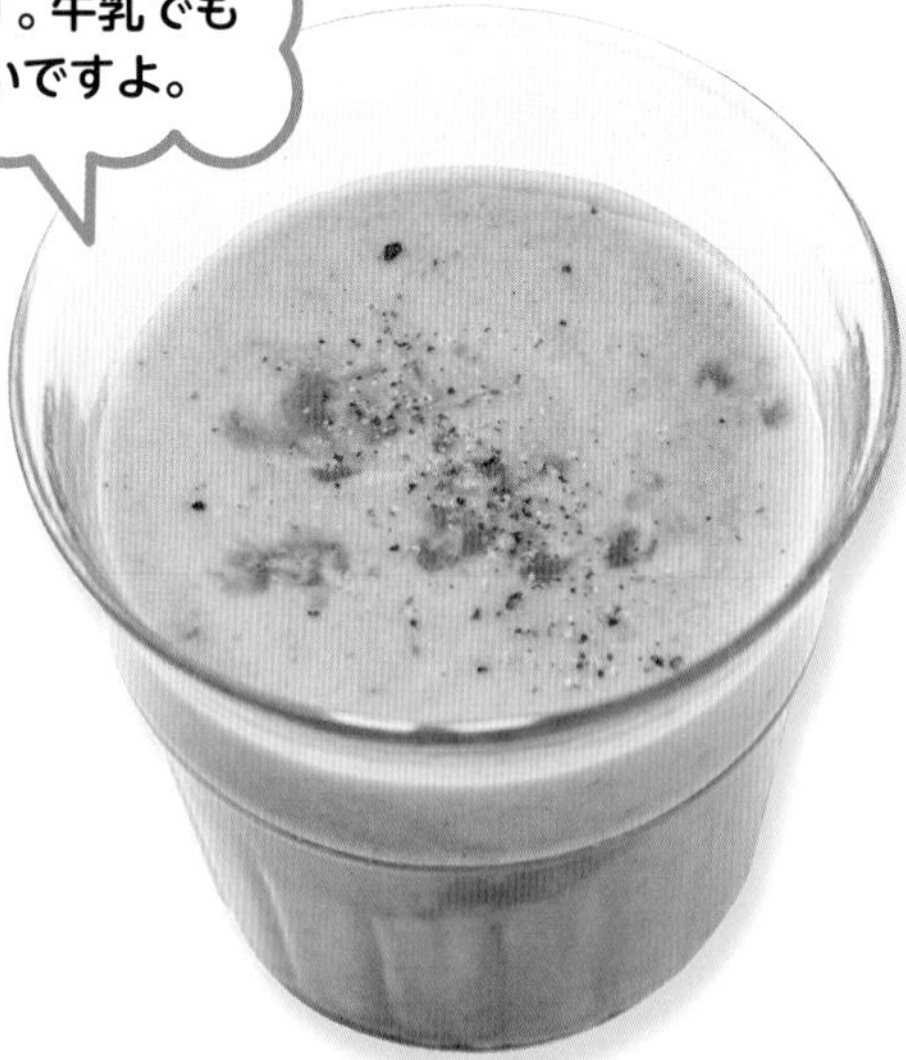

白のポタージュを使って
パンがゆ

【材料】２人分
白のポタージュスープ……400㎖
食パン（６枚切り）……１枚
オリーブオイル……少々

白のポタージュ
（作り方は34ページ）

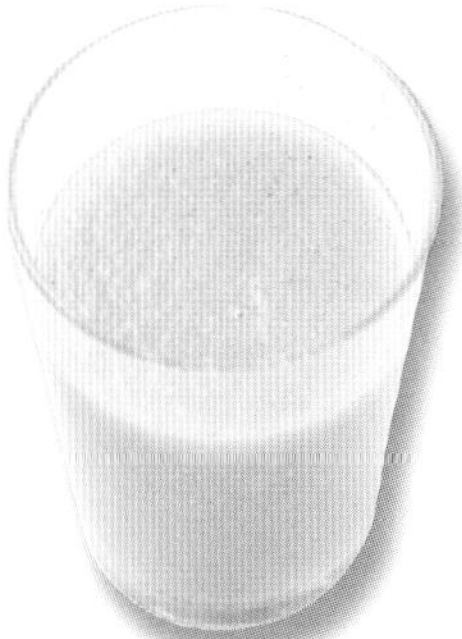

【作り方】

1 食パンは耳を切り落とし、小さくちぎっておく。
※好みで耳付きパンをちぎって入れてもよい。

2 ポタージュスープと１の食パンを鍋に入れ火にかけ、弱火で食パンがトロトロになるまで３〜４分煮る。

3 器に盛り、オリーブオイルを垂らす。

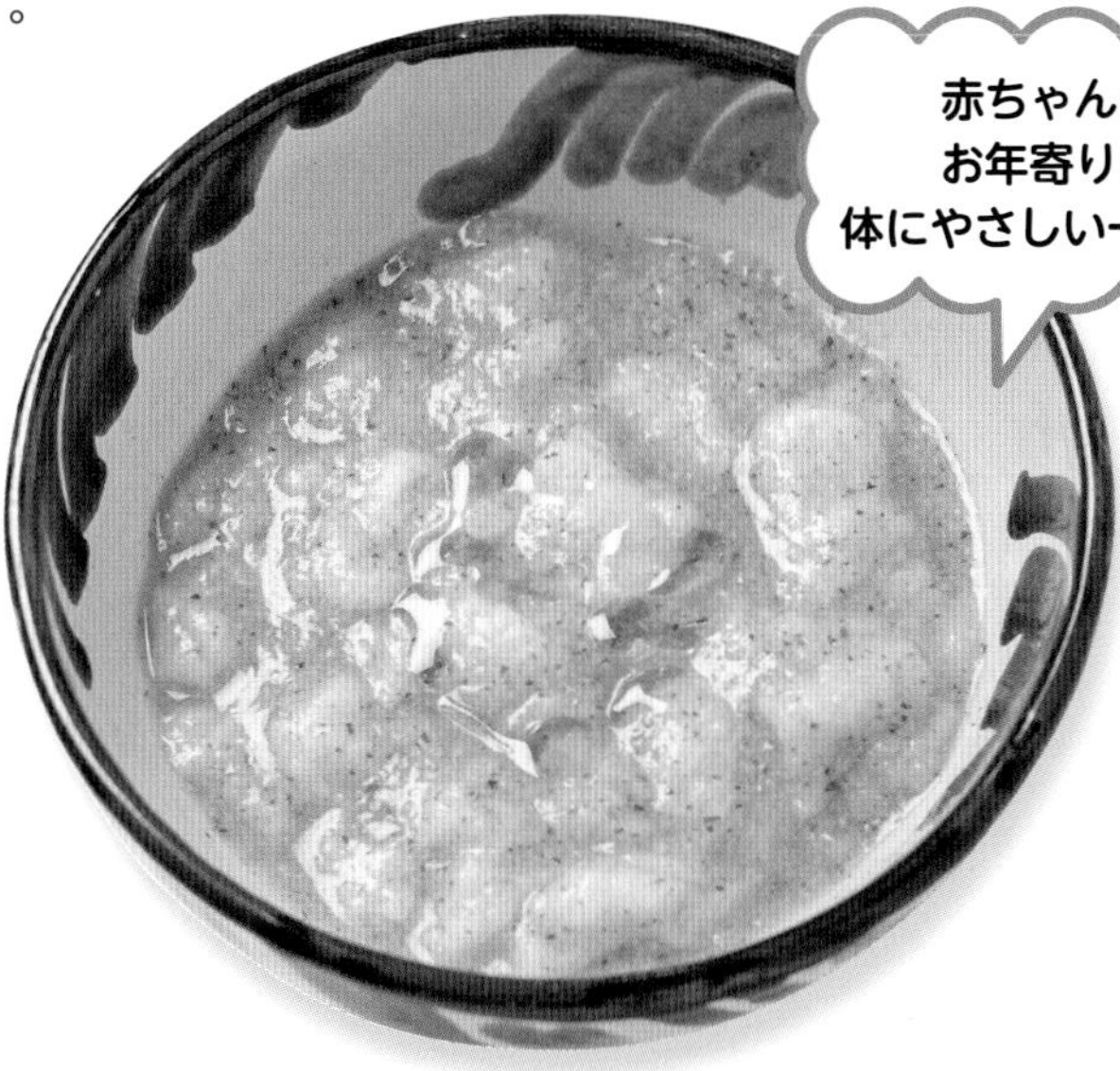

赤ちゃんから
お年寄りまで
体にやさしい一品です。

オレンジのポタージュを使って
パスタ

【作り方】

1 ポタージュスープを鍋に入れ火にかける。

2 スープが温まったら、ショートパスタを加え、ときどき鍋底を混ぜながら、蓋をして、弱火で表示時間通りに煮る。

3 パスタが柔らかくなったら火を止め、パルメザンチーズをたっぷり加えて混ぜる。

4 器に盛り、パセリのみじん切りを散らし、パルメザンチーズ（分量外）をかける。

【材料】 2人分

オレンジのポタージュスープ
……約500mℓ
ショートパスタ（マカロニなど）
……100g
パルメザンチーズ……大さじ4～5
パセリみじん切り……少々多めに

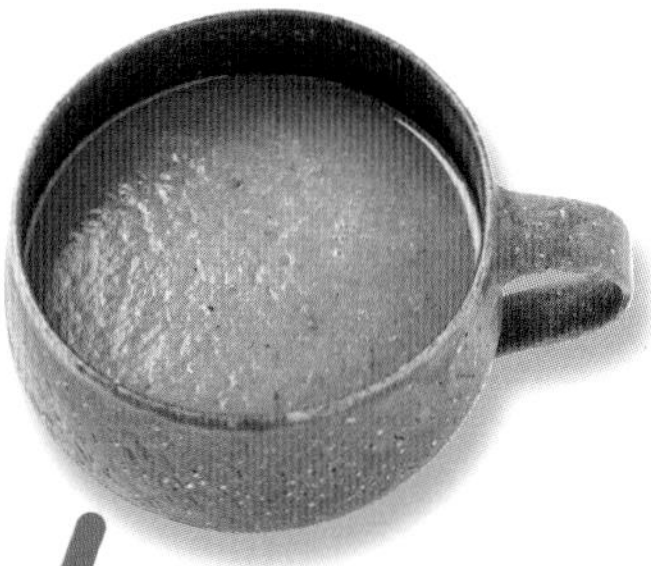

オレンジのポタージュ
（作り方は40ページ）

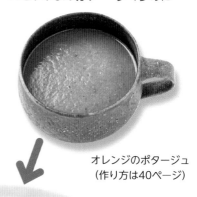

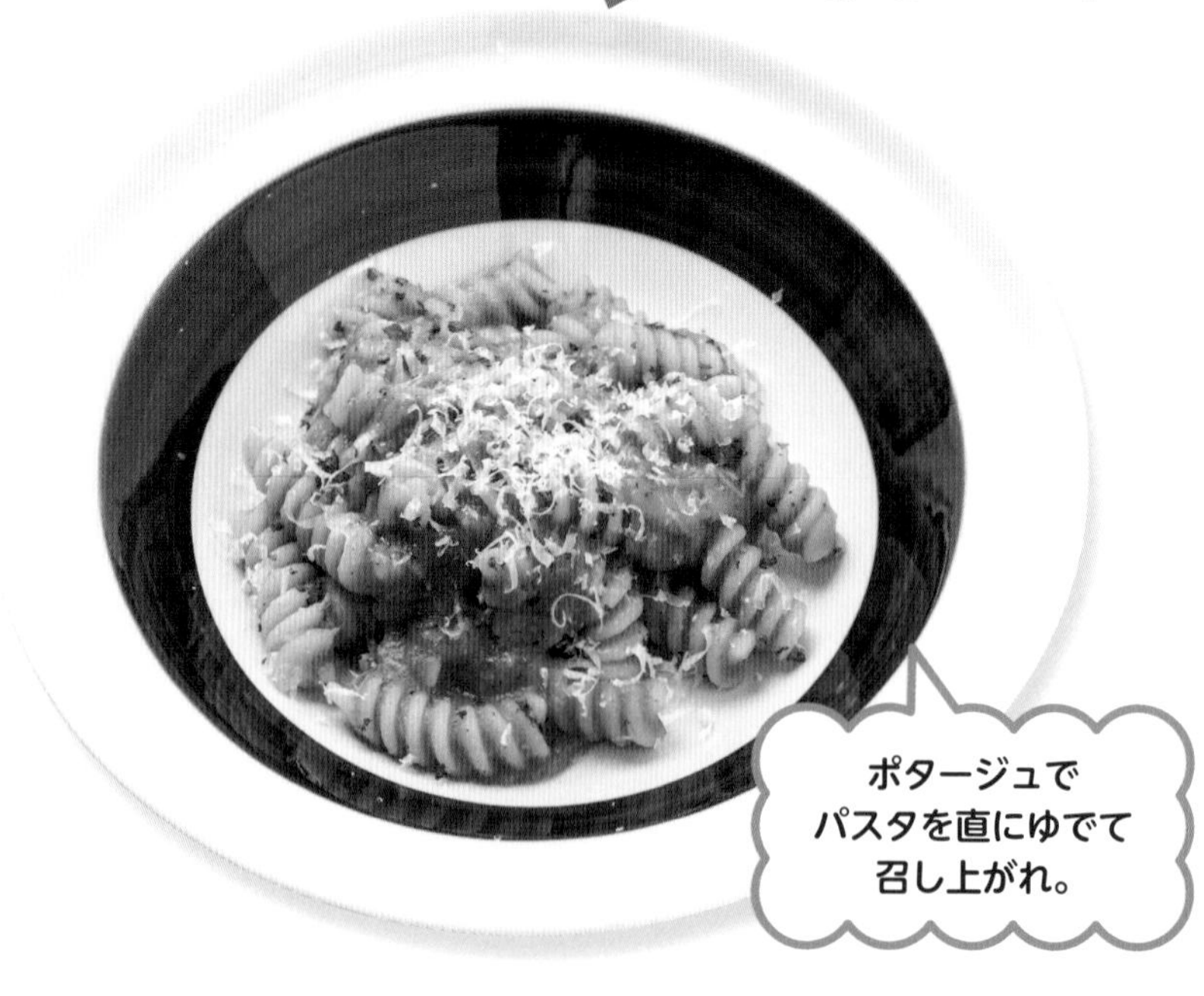
ポタージュで
パスタを直にゆでて
召し上がれ。

茶のポタージュを使って
シチュー

【作り方】

1 鶏もも肉はひと口大に切り、塩コショウをして10分置いておく。

2 1の鶏もも肉の水気を拭き薄力粉をまぶす。

3 フライパンを温めバターを溶かし、2の鶏肉の表面を薄いキツネ色になるまで焼く。

4 3にポタージュスープ、石づきを取りひと口大に切ったキノコを加え、蓋をして時々混ぜながら弱火で15～20分煮る。

5 器に盛り、パセリのみじん切りを散らす。

【材料】 2人分

茶のポタージュスープ
……約400㎖
キノコ（シメジ、マイタケ）……50g
鶏もも肉……小1枚
塩、コショウ……各少々
薄力粉……大さじ1
バター……大さじ2
パセリみじん切り……少々多めに

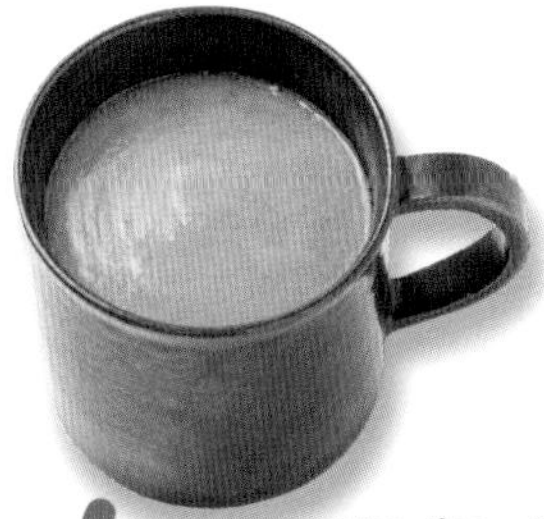

茶のポタージュ
（作り方は38ページ）

野菜のだしがきいた
あっさり味のチキン入り
シチューです。

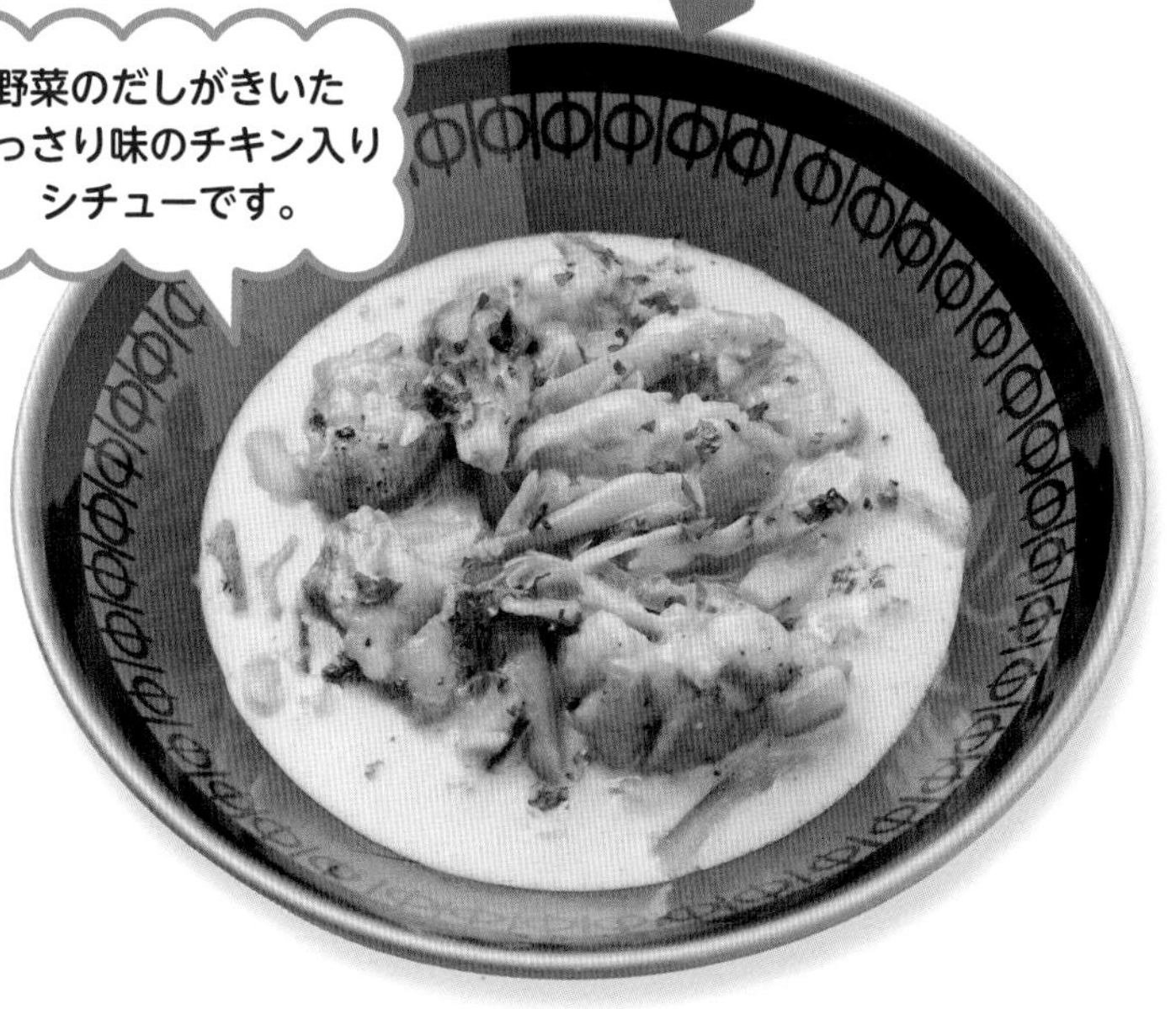

前田家の朝食はポタージュスープ。1日を快適にスタートできます

わが家の朝食はパン食で、野菜スープが欠かせません。
ポタージュスープは一品というより、
コーヒーやジュースのような感覚でごくごく飲んでいます。
朝、野菜がしっかりとれるので充実感があります。

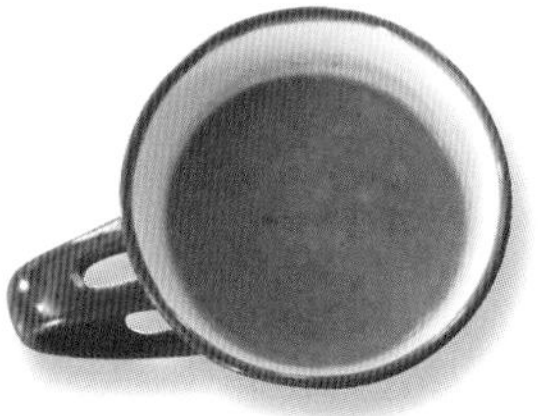

※パンには、エキストラバージンオイルをスプーン2杯ぬり、バター代わりにしています。

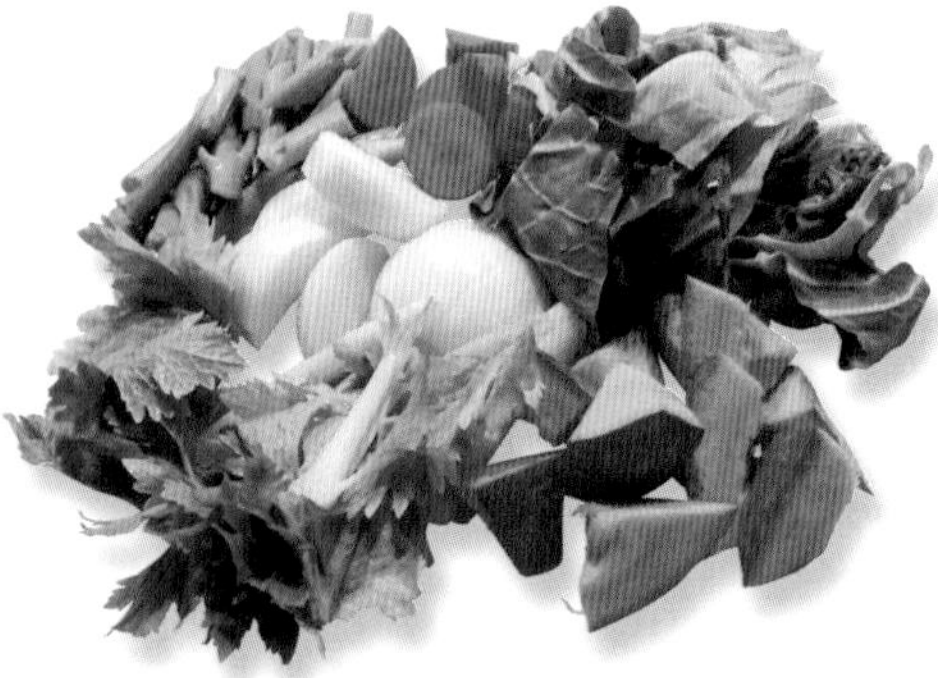

ポタージュにするので野菜の切り方も切れ端も気にしない

野菜は多いときで10種類以上

スープを作るときの野菜は最低でも7〜8種類で、多いときは12〜13種類になります。材料は毎回異なり、冷蔵庫に残った野菜は何でも使います。

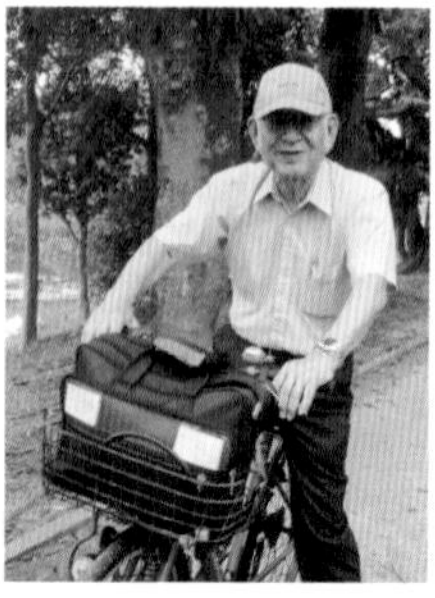

毎朝30分散歩をし、研究所には自転車で。
免疫アップには運動も重要。
「運動は薬」です！
⇒174ページ参照

第3章

野菜スープの実践者40人が語る

「驚きの効用、作り方・食べ方のコツ、野菜スープは楽しい」

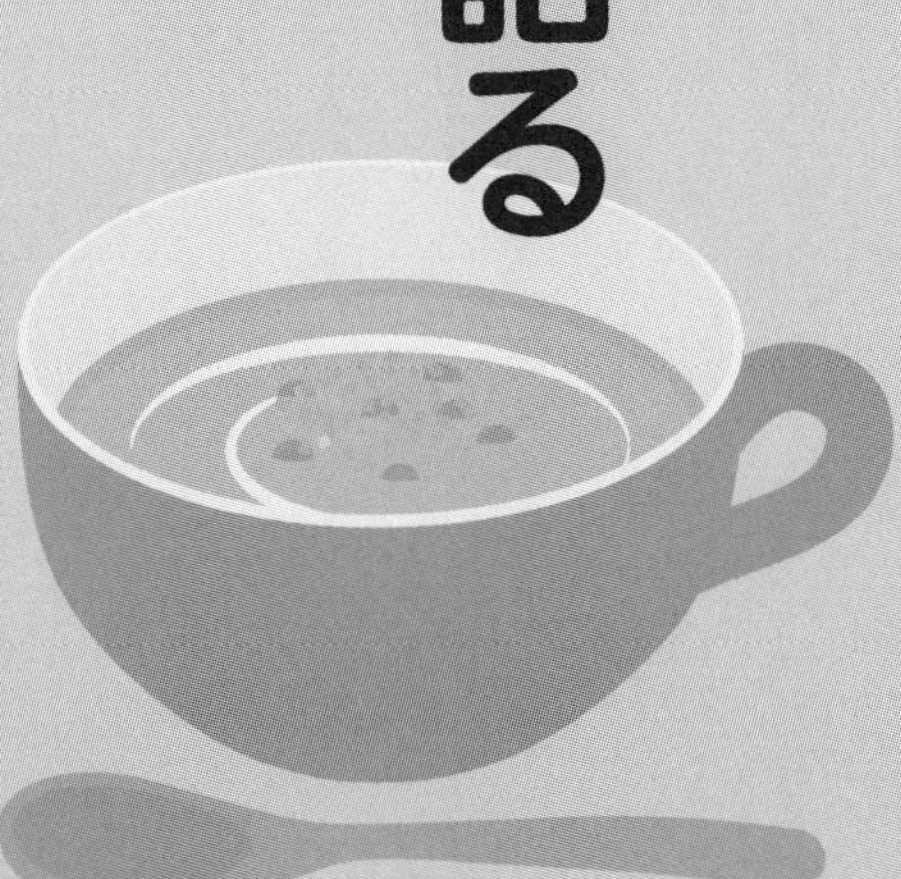

野菜スープは個人差があっても効果を感じる人は多く特に未病の人にはお勧め

熊本大学名誉教授・東北大学特別招聘プロフェッサー
前田　浩

スープの中身が違っても効果を感じている人は多い

人は一人ひとり、遺伝子も居住環境も食事内容も生活のリズムも、すべて違います。実験に使うマウスのように同一系統の同じヒトではありません。ですから、野菜スープの効能には個人差があります。

また野菜スープといっても、その日その日で内容が変わったり、季節の違いで材料が変わったりするので、さまざまな不確定要素を含んでいます。それにもかかわらず、大変多くのかたが野菜スープで体調の改善を感じておられます。

本書に登場された40人の皆さんは、1〜3年、なかにはさらに長く続けておられるかたもおり、野菜スープが毎日の習慣となっているようです。まさに「継続は力なり」を体現しておられるかたがたで、継続が改善効果につながったといえるでしょう。

病気予備軍の未病の人に野菜スープは力強い援軍

40人の皆さんの改善された症状をみると、疲労や肩こりから、高血圧、糖尿病、がん治療薬の副作用の軽減、各種の難病にまで実に幅広く、多くのかたに野菜スープが利用されていることがうかがえます。

なかでも私が野菜スープを特にお勧めしたいのは、病気の予備軍、いわゆる「未病」のかたがたです。未病とは東洋医学の言葉です。疲労や肩こり、だるさなど、病院にかかるほどではないが、なんとなく体調がすぐれない。心がけ次第で健康になるし、放っておけば悪化して本当の病気になる。そんな状態が未病です。野菜スープは未病の体調改善にはもってこいです。力強い援軍となるでしょう。

とはいえ、野菜スープは薬ではなく、あくまでも野菜のスープです。効果を求める前に、まずそのおいしさをゆっくりと味わってみてください。毎日おいしく食べることが健康につながります。

抗がん剤で食欲不振になったが野菜スープだけはとれてつらい治療を乗り越えられた

湯川静香さん（仮名）
（愛知県・60歳・女性）
スープ歴 1年6カ月

ムカムカして気持ちが悪く何も食べられない

私は相次いで大病に見舞われました。43歳のとき乳がんで乳房全摘出手術を受け、50歳のとき甲状腺腫瘍を摘出。そして58歳で子宮頸《けい》がんを患いました。

子宮頸がんが見つかったのは、2018年の12月です。生理のような出血があり、病院で診察を受けると、「子宮頸がん。ステージ4」と診断され、「子宮全摘出手術を行い、抗がん剤治療も行ったほうがよいでしょう」とのことでした。

抗がん剤治療（薬はパクリタキセル、カルボプラチン、アバスチン）は手術前に2回、手術後に4回の計6回、3週間おきに行うことになりました。

私は2泊3日入院して抗がん剤治療を受けることにしましたが、1回目の抗がん剤治療後から副作用に悩まされました。

帰宅後ものすごく気持ちが悪くなり、何か食べ物を口に入れると、ムカムカして吐きけが起こります。味が全くわからなくなり、なぜか水が妙にまずく感じられます。ほとんど何も食べられず、口にできるのは、バニラアイスと日本そばだけでした。

2回目の抗がん剤治療後も、やはり食べられない日々が続きました。

体重は落ち、貧血ぎみになって体力も低下し、あと4回の抗がん剤治療が耐えられるか不安でした。

スーッとのどを通り「あっ、食べられる！」

私には中学・高校時代にお世話になった恩師がいます。高校卒業後40年以上たちますが、毎年1回は教え子たちが先生を囲んで集まり、交流が続いています。いまだに教え子たちに慕われている先生なのです。私は先生にがんのことを電話で報告し、抗がん剤治療のつらさなどをお話ししました。

2回目の抗がん剤治療後、子宮摘出手術を受けて入院中のときのことです。先生がお見舞いにこられ、『最強の野菜スープ』の本をプレゼントしてくださったのです。「この本に書いてあるように作るといいよ。このスープを食べると元気になるよ」と先生はおっしゃいました。

先生ご自身もいくつも大病をされ、五臓六腑のほとんどを手術しています。奥様に勧められて野菜スープを食べるようになったら、体調がよくなったそうです。先生のお心遣いがうれしく、私も野菜スープを試してみようと思いました。

3回目の抗がん剤治療後、野菜スープを作って食べてみることにしました。

材料は、キャベツ、タマネギ、ニンジン、ダイコン、カボチャ、ピーマンなど。ザクザクッと大きめに切った野菜を鍋に入れ、材料がかぶる程度の量の水を加え、30分ほど煮ます。味付けは何もしません。

野菜スープは食べやすく、スーッとのどを通り、気持ちが悪くならなかったのです。「あっ、食べられる！　これはいいな」と気分が明るくなりました。それから1週間は野菜スープしか食べられず、スープだけが頼りでした。1日3回、朝・昼・晩とスープばかり食べて過ごしました。

1週間を過ぎると、ムカムカや吐きけなどの副作用が軽減し、野菜スープをとりつつ、ほかの食べ物も少しずつ食べられるようになりました。体調がよくなり、体力も徐々に回復し、元気になっていったのです。そして、次の抗がん剤治療に前向きに臨むことができました。その後も抗がん剤治療中、野菜スープをずっと食べ続けました。

野菜スープに支えられ力をもらう

抗がん剤治療の期間は約半年かかり、無事終了しました。3回目以降の抗がん剤治療後は野菜スープに支えられ、力をもらい、元気で乗り切れたのだと思います。

抗がん剤治療が始まった頃、やはり副作用の便秘に苦しみましたが、野菜スープをとるようになってから便秘しにくくなりました。また、私は頭痛もちなのですが、野菜スープをとるようになってから頭痛もなくなったのが不思議です。

抗がん剤治療を終えて、1年半たちました。今はがん治療後の体調管理と再発予防を意識して、野菜スープを続けています。野菜がしっかりとれて、健康のために欠かせません。私は朝食と夕食時にスープを食べ、89歳の母はみそ汁の具にしてスープを食べています。主人と私はスープをジップロックのタッパーに入れ、職場での昼食に持っていくこともあります。そのまま電子レンジで温められ、便利です。

先生を囲んで集まる高校時代の友人の間では、野菜スープの本を回し読みして、スープを作っている人もいるようです。離乳食を嫌がっていたお孫さんに、野菜スープをあげたところ、「メッチャ食べてくれたわ」と喜んでいました。

もちろん、先生は毎朝野菜スープを食べているそうです。いくつもの大病を経験されましたが、78歳の今もとてもお元気な先生の存在に励まされています。

私と同じように抗がん剤の副作用に悩んでいる人に、「野菜スープを食べていれば、きっと元気になりますよ」とぜひお伝えしたいです。

【食べ方】ごろごろスープ。

【味付け】しない。

【野菜】タマネギ、ニンジン、キャベツ、カボチャ、ダイコン、ピーマンなど。

前田浩博士のコメント

野菜スープはがん患者の治療中や治療後のQOLを高める

抗がん剤は体内で活性酸素を生成するものが多くあり、それが原因で、体がきつい、おう吐、食欲不振、味覚障害、口内炎などの副作用が生じます。

そこで野菜スープです。抗がん剤の副作用が活性酸素によってもたらされたのであれば、抗酸化物質を含む野菜スープをとることによって活性酸素を消去し、副作用を抑える効果が期待できます。

私はがん治療で一番大切なことは、患者さんのQOL（日常の生活の質）を維持することだと思っています。食欲や気力、体力をできるだけ落とさないようにすることです。野菜スープはQOLの維持に大いに役立つと考えています。

メタボ　脂肪肝

野菜スープで20kgダイエット！血圧・血糖値・肝機能値も下がりビックリ

中山真理子さん（仮名）（兵庫県・59歳・女性）
スープ歴 3年

太り過ぎで脂肪肝が悩みの種

私は生活習慣病をいくつも抱えていました。

身長が152cmで、体重が78kgもあるのが悩みの種。けっしてよく食べるほうではないのですが、なぜか太りやすいのです。

肝機能の数値は驚くほど高く、GOT・GPTの数値がどちらも三桁（基準値はGOTが38IU／L以下・GPTが44IU／L以下）で、脂肪肝と診断されていました。血圧は最大血圧が150㎜Hg（基準値は140未満）くらいあり、血糖値もやや高めでした。

かかりつけ医から、「やせなさい。やせなきゃダメですよ」と再三きつく言われていました。でも、主治医はやせる方法を指導してはくれません。

処方してもらった肝臓の薬を飲んでいたのですが、肝機能の数値はいっこうに下がらず、「このままでは肝硬変になりますよ」と警告されたのです。「肝硬変に進んだら、肝臓がんになってしまうかもしれない……」と思うと怖かったです。

『最強の野菜スープ』を読んで、野菜スープはがん予防に効果があると知り、私も野菜スープを作って飲んでみようと思いました。身内にはがんで亡くなった人はいませんが、やはり「がんにはなりたくないな」と思ったからです。

本には、「野菜スープは脂肪肝、メタボにも有効」と書いてありました。当初は、「本当かな?」くらいに受け止め、あまり期待はしていませんでした。

スープに使う野菜は、ニンジン、タマネギ、サツマイモ、ホウレンソウ、トマト、ブロッコリー、グリーンアスパラ、インゲンマメ、スナップエンドウなど。これをひと口大に切って鍋に入れて、水1100㎖を加え、弱火で30分ほど煮ます。冷めてからミキサーにかけ、ポタージュにして出来上がり。味付けは何もしません。一度に約6カップ、2日分のスープを作ります。

毎日朝食時に、野菜スープを飲むようになりました。野菜の素材そのものの味がして、シンプルなおいしさです。子どもも「おいしいね」と喜んで飲んでくれます。野菜スープの飽きのこないおいしさが魅力で、毎日続けられたのだと思います。

スルスルと面白いように体重が落ちた

野菜スープを始めて、半年ほどたった頃でしょうか。気がついたら、体重が10kgほど落ちていたのです。あっという間にスルスルとやせたので、本当に驚きました。その後半年間で、さらに体重が面白いように10kg落ちていきました。1年間でなんと20kgのダイエットに成功したのです。食事制限もしなければ、運動もしていません。

鏡に写った自分を見ると、以前の自分の体形とはまるで違います。顔もひとまわり小さくなり、若返った印象です。行きつけの美容室で、「ずいぶんすらっとなられましたね」と美容師さんに驚かれ、うれしいやら恥ずかしいやら。無口な主人も「やせたね」と言ってくれて、うれしいです。

体重が劇的に落ちたことに伴い、健康診断の数値も好転しました。

三桁だった肝機能の数値はGOT・GPTともに、基準値近くまで下がったのです。血圧は120㎜Hg台に落ち着き、血糖値も正常値になりました。胃内視鏡検査の結果も、「1年前より胃がきれいになっている」と言われました。

「野菜スープは脂肪肝、メタボにも有効」と本に書かれていたことは、本当だったんだなと納得しました。野菜スープはさまざまな生活習慣病に大変効果があるということを、私は身をもって実感しました。

南アフリカに単身赴任の弟に野菜スープの本を贈る

主人は単身赴任しており、毎週末に帰宅しますが、一人暮らしの食生活は野菜不足になりがちなのが心配でした。

そこで、野菜スープを保存袋に7食分小分けして冷凍し、保冷剤とともに冷凍パックに入れ、主人が赴任先に戻るときに持っていってもらいます。

主人も毎日野菜スープをとっているせいか、今年の健康診断の結果は良好でした。

商社マンの弟は、南アフリカに単身赴任しています。弟の健康も気がかりで、赴任先に『最強の野菜スープ』の本を送りました。

アフリカの最南端の地に本がちゃんと届くかどうか案じていたところ、弟から電話があり、「本、ありがとう！　自分で野菜スープを作って飲んでいるよ」とのこと。弟は南アフリカでどんな食材を使い、キッチンに立ってスープを作っているのかしらと想像がふくらみます。

野菜スープのすばらしさを教えてくださった前田《まえだ》浩《ひろし》先生には、心から感謝しています。自分自身と家族の健康のために、これからも野菜スープを続けていこうと思っています。前田先生のおっしゃるように、「継続は力なり」ですものね。

【食べ方】ポタージュ。
【味付け】しない。
【野菜】タマネギ、ニンジン、トマト、ホウレンソウ、ブロッコリー、グリーンアスパラ、インゲンマメ、スナップエンドウ、サツマイモなど。

前田浩博士のコメント

野菜スープで未病を改善できた典型例

最近では、予防医学の観点から「未病」が注目されています。未病とは、自覚症状はないが検査をすると数値は異常で、放っておけば本格的な病気になる状態です。

肥満、高血圧、高血糖、脂肪肝だった中山さんの話は、まさに未病を野菜スープで改善できた典型例です。私が野菜スープを特にお勧めしたいのは、このような未病のかたがたです。

野菜スープには、抗酸化物質のファイトケミカルやビタミン、腸内細菌叢を善玉菌優位にする食物繊維が豊富です。野菜に含まれる複数の有効成分の総合力・複合力で未病が改善できたのでしょう。

中山さんからは体調が改善されたということで、感謝のお手紙を頂戴しました。よい話を教えていただいて私のほうこそ感謝したいと思います。

野菜スープを続けておられるかたは、中山さんのように生き方もポジティブになられた話が多く、とてもうれしく思います。

最後に、中山さんのご主人や弟さんのように単身赴任で働いているかたには、野菜スープをぜひお勧めしたいですね。

単身赴任だと悩むのが食事でしょう。野菜スープなら簡単に作れて、作りおきもできるので重宝します。野菜不足の心配もなくなるでしょう。

野菜スープで私は乾燥肌が光沢感のある潤い肌になり母は胃腸が改善

大林宏美さん（仮名）
（東京都・51歳・女性）
スープ歴　2年

甘くて深い味わいの野菜のおいしさに目覚める

『最強の野菜スープ』の本を新聞広告で知ったのは、2018年の8月のことです。

本を読んでみると、この野菜スープは手近な食材で簡単に作れそうでいいなと感じました。「野菜スープはがんをはじめさまざまな病気に効果がある」という前田《まえだ》浩《ひろし》先生の解説には説得力がありました。また、体験談の「しみじみおいしく体にスーッと入る」というコメントにも心ひかれました。そこで、さっそく私も野菜スープを試してみようと思いました。

わが家は両親と私の3人家族です。高齢の父と母は野菜料理を好むので、野菜は欠かせず、幾種類かの定番の野菜は常備してあります。でも、使いきれずに余ってしまった野菜を捨てており、もったいないなと思っていたのです。そうした野菜もスープに利用すれば無駄がありません。

野菜スープの作り方は、タマネギ、ニンジン、ダイコン、キャベツ、カボチャ、ネギなどの材料を小さく切って、水と一緒に鍋に入れ、30分ほど弱火で煮込むだけ。味付けはしません。私は夕食の準備をするときに、そばに野菜スープ用の鍋を置き、料理で余った野菜も鍋に加えて野菜スープを作っています。

作った野菜スープを初めて口にしたとき、野菜の甘くて深い味わいにちょっと感動し、「野菜ってこんなにおいしいのか！」と野菜のおいしさに目覚めてしまったのです。私は野菜スープがすっかり気に入り、毎日飲んでも飽きることなく、「おいしいな、また飲みたいな」と思って続けています。

野菜スープは3日分作り、密閉容器に入れて冷蔵庫に保存しておきます。

朝起きたときに1杯飲み、あとは好きなときに2回、1日3回スープを飲みます。小食なので食事と一緒ではなく、食間にお茶やスポーツドリンクを飲むような感覚でスープをとっています。

コーティングされたようなツルツル肌に

野菜スープを飲むようになって、とてもうれしい効果がありましたのでご報告します。

私は乾燥肌で、冬場は特に手や足が乾燥しやすいのが悩みでした。肌の表面が粉を吹いたようにカサカサになり、かゆみが出ることもありました。

肌が乾燥しやすい時期には、毎日欠かさず、風呂上がりにボディクリームやオイルをたっぷり塗っていました。べたつき感が不快でしたけれど、塗らずにはいられませんでした。

スープを始めて2~3カ月たった頃でしょうか。お風呂に入ったとき、カサカサだった手足の肌がツルツルしているのに気づき、「あれ!」とびっくりしたのです。

肌を触ってみると、まるでコーティングされたようなツルツル感と光沢があります。「これはすごい! 野菜スープのおかげに違いない」と実感したのでした。

その後、クリームやオイルは塗らなくなりましたが、手足の肌はツルツルでつややかです。スープを飲んでいるせいで、肌の内側から潤いやツヤが生まれたのでしょうか。肌の状態がよくなったことで、体も心も快適になりました。

幸い、顔は肌の乾燥もなく、外出時でもあまりメイクはしません。

最近、「顔色がいいねえ!」と会う人によくほめられます。これもきっと野菜スープの効果に違いありません。肌をほめられると、女性としてはすごくうれしく気持ちが前向きになります。

母は長年悩まされた慢性的な下痢が改善

78歳の母にも野菜スープを勧め、母も1日3回、好きなときに野菜スープを飲むようになりました。すると、やはり2~3カ月後、「お風呂に入ったとき、肌がツルツルして、光沢が出てきた」と言うのです。しかも驚いたのは、そればかりではありません。

30年ほど前、母は重い胃潰瘍を患い、3カ月間も入院したことがあります。以来、胃腸の不調が続いて、食べられないものも多く、特に慢性的な下痢に悩まされていました。

それが野菜スープをとるようになってから、胃腸の調子がだんだんよくなって、下痢をしにくくなり、「固形の便が出るようになった」と言うのです。胃腸の具合が回復した母は、とても元気になりました。

「野菜スープを勧めてくれて、本当によかった」と母に感謝されています。母が長年抱えていたつらい症状が改善し、私も何よりうれしいです。『最強の野菜スープ』の本との出会いに感謝し、母と私はこれからも野菜スープを続けていこうと思っています。

【食べ方】ごろごろスープ。
【味付け】しない。
【野菜】タマネギ、ニンジン、キャベツ、カボチャ、ダイコン、ネギなど。

前田浩博士のコメント

野菜スープには腸内環境をよくする成分がたっぷり溶け込んでいる

大林《おおばやし》さんの肌の状態がよくなったのは、野菜スープに含まれるファイトケミカルやビタミン類の抗酸化力と、食物繊維による腸内環境の改善に関係があるのかもしれません。

お母様も長年の胃腸の問題が解決したようで何よりです。

我々もマウスで胃炎や大腸炎（モデル）を作り、それに抗酸化力の強い焙煎《ばいせん》ナタネ油の成分（キャノロール）を投与すると、胃炎と胃がんの発生も、また、大腸炎と大腸がんの発生も有意に抑制することを見出しました。抗酸化物質の摂取は、胃腸の状態を改善するのに有効だということです。

また最近は、脳と腸との関係を指摘する論文も数多くあります。腸内環境は脳にも影響を与え、腸内環境をよくすることは脳や精神を安定させることにもつながるという考え方です。

抗酸化物質と食物繊維が豊富な野菜スープは、腸内環境を改善するには最適です。この点でも野菜スープはよいものだと考えています。

成人スチル病

難病の成人スチル病が野菜スープで大改善しステロイドから離脱できた奇跡

山下幸夫さん（仮名）
（熊本県・43歳・男性）
スープ歴 4年

10万人に1人の難病を発症しステロイドを大量投与

私は32歳のとき成人スチル病を発症しました。成人スチル病（※）とは、10万人に1人の割合で発症する難病指定の病気で、原因は不明です。私の症状は40℃の高熱、体の節々が痛い、顔にはサーモンピンクの発疹です。成人スチル病の典型的な症状です。

病院で血液検査を受けると、CRPという炎症反応を調べる検査数値が24もありました。基準値は0・3以下で、10以上あったら入院となるそうです。炎症反応を調べるフェリチンの数値も異常に高く、即入院となりました。

私の場合、治療法はステロイドパルス療法といって、副腎皮質ステロイドを点滴で大量に投与しました。

ステロイドを1回目は1000㎎、2回目は750㎎、次は500㎎、250㎎、125㎎、100㎎……と徐々に減らしていきます。

ステロイドパルス療法を1回行った後、ぶり返したので2回目を行い、入院は4カ月に及びました。

退院してからもステロイドは錠剤で飲み続けました。1日10㎎から始めて時間をかけて徐々に減らしていきました。しかし、炎症反応の数値が上がると、また薬の量を増やすといった具合で波がありました。

こうしてステロイドが5㎎になるまでに4年かかりました。でも、これ以上は炎症反応の数値がなかなか下がらず、ステロイドを飲み続けました。

薬の副作用で股関節が痛くなり松葉づえ

ステロイドは強い薬なので副作用もしんどいです。入院中の大量投与のときは呼吸が苦しくなり、明日起きられるだろうかと不安になることが3回ありました。顔が丸くなるムーンフェイスになり、体は疲れ、手がふるえることもありました。

ステロイドは免疫抑制剤なので免疫力が下がって常在菌にも弱くなります。退院してからもステロイドを飲み続けたので、感染症を防ぐために夏でもマスクと手袋の生活でした。4年前には股関節が痛くなり、松葉づえをついていました。長期にわたるステロイドで骨がやられたのでしょう。

こんな感じでしたので、ステロイドはもう飲みたくないと思いましたが、治療法がほかにないので続けていたのです。

そんな私に今から3年前、下関《しものせき》に住む知人が教えてくれたのが『最強の野菜スープ』でした。熱心に勧めてくれるので、「野菜なら体に悪いことはないだろうから飲んでみようか」ぐらいの軽い気持ちで始めました。

最初の頃は、知人が季節の野菜で作ったポタージュをペットボトルに詰めて大量に送ってくれ、それを飲んでいました。そのうち自分でも作りました。まとめて作りジップロックに入れて冷凍しました。

1回に３５０mℓを、朝夕と1日2回、多いときは朝昼夕と3回飲みました。

野菜スープを始めたら検査数値が下がった

野菜スープを飲んでも、これで病気がよくなるとは全く思っていませんでした。

しかし、そのうちに朝の目覚めがよくなったり、便通がよくなったりして体調がよくなるのを実感しました。

病院では毎月血液検査をしますが、その数値が野菜スープを飲んでから徐々に下がり、1年半ぐらいたった頃には、ＣＲＰやフェリチン、肝機能の数値が下がって正常になりま

野菜スープで救われた山下さん

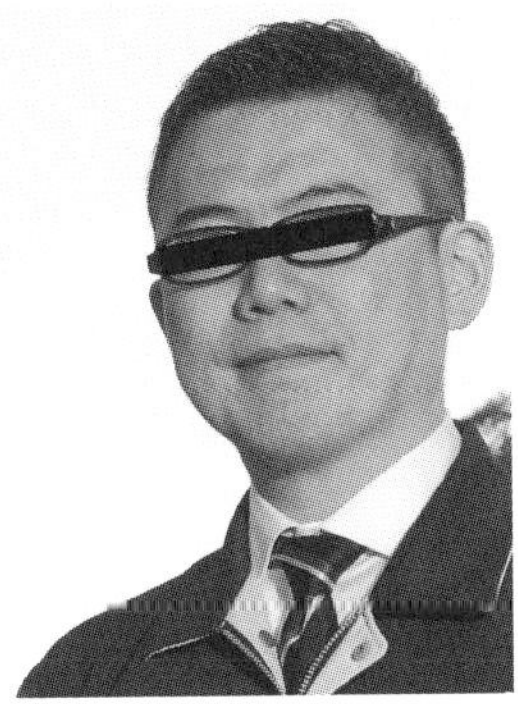

after
現在。顔はきれいになりカゼもひかず体力充実。自身の体験から今は周囲の人に野菜スープを勧めている。

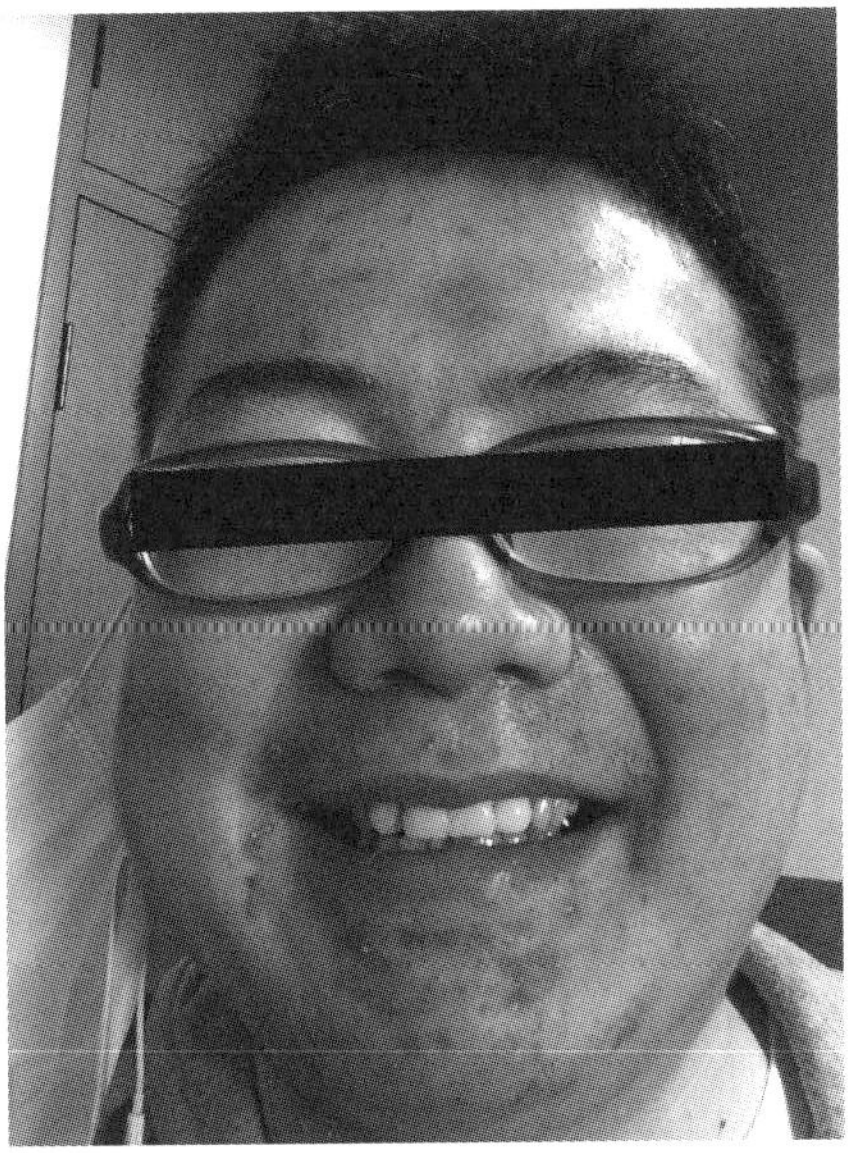

before
7年前、入院していたとき。顔にはピンクの発疹ができステロイドによる副作用でムーンフェイスだった。

した。

そして医師から、「数値が下がって安定しているので、ステロイドはもう飲まなくていいですよ」と言われたのです。つらかったステロイドから離脱できる喜びをどう表現していいかわかりません。これは明らかに野菜スープの効果だと思います。

通常、ステロイド療法を長く続けると、副作用として糖尿病になったり、過食して体重が増えたりもするらしいのですが、私はこれらの副作用はありませんでした。野菜スープを飲んでいたからかもしれません。

医師からは「こんなにステロイドを使ったのに、糖尿病の薬を飲まない患者は見たことがない」と言われました。

薬をやめて2年になりますが、野菜スープは今も続けています。カゼもひきません。出張が多く、ときにはスープを飲まない日もありますが、元気に全国を飛び回り精力的に仕事に励んでいます。

私は野菜スープに命を助けられました。出会えて本当によかったと思います。『最強の野菜スープ』の本を教えてくれた知人に感謝し、何よりこの喜びを前田《まえだ》浩《ひろし》先生にお伝えし感謝を申し上げたいと思います。

【食べ方】ポタージュ。

【味付け】しない。

【野菜】タマネギ、ニンジン、カボチャ、トマト、コマツナ、セロリ、パプリカ、アスパラ、サツマイモ、その他ミズナ、ダイコンの葉、カブの葉など季節の葉物、ショウガなど14種類ほど。

※成人スチル病：10万人当り3・7人（女性3：男性1の割合で発症）という難病。治療法は副腎皮質ステロイド投与以外に確たる方法がなく、まれに自然治癒があるが難治性疾患。

前田浩博士のコメント

原因不明の難病の克服に貢献できて野菜スープの力を改めて見直す

山下《やました》さんは、野菜スープの効果を体感されたので直接御礼を伝えたいと、私の研究所にわざわざ足を運んでくださり、感謝の言葉を述べて帰られました。改めて体験談を読ませていただき、奇跡のような話に私も驚いています。

医学がいくら進んだとはいえ、世の中には原因不明で治療法の確立されていない病気が数多くあります。

そのような難病の克服に野菜スープが貢献できたという山下さんの話は、『最強の野菜スープ』の著者としては誠にうれしい限りです。野菜スープの力を改めて見直しました

ステージ4の大腸がんで肝臓にも転移があったが抗がん剤と野菜スープで消えた

K・Sさん（奈良県・73歳・女性）
スープ歴 1年6カ月

夫は2年前、ステージ4の大腸がんになり、手術で全部取ってもらいました。手術後、見せられたがんの大きさと、「これで完治したわけではありませんよ」の医師の言葉が忘れられません。

その後、肝臓に転移があるということで抗がん剤治療を受けました。

このとき『最強の野菜スープ』の本を読み、朝夕コップ1杯飲ませました。野菜スープは簡単に作ることができるといいますが、前夜に野菜を量り、朝煮ます。これを毎日、続けるのは大変でした。

それでも、必死な思いと祈る思いでしたので、毎日続けました。主人も、野菜スープを素直に飲んでくれました。

抗がん剤治療は苦しいものでしたが、がんは消えました。主人と二人喜びあいました。

このときは本当にうれしく、野菜スープを作ったかいがあったなあと思いました。

がんが消えたのは抗がん剤が合っていたからかもしれませんが、野菜スープを飲んだこともよかったと思っています。この本に出会えて、本当によかったと思います。

しかし、のど元過ぎれば熱さを忘れるといいますが、最近は飲んでいません。

あと3年は油断できないと思いますので、毎日ではなくても1日おきでも、また野菜スープを作ろうと思っています。

野菜スープを飲むだけでなく、食べ物には日々、気をつけなければいけないとも思っています。

【食べ方】ポタージュ。
【味付け】しない。
【野菜】カボチャ、ニンジン、キャベツ、コマツナ、セロリ、ブロッコリー（スプラウトも）
カボチャ、サツマイモ、ニンジン、葉物のときは、あまりにもドロドロして飲みにくかったです。

野菜スープで腫瘍マーカーが下がった 視界がクリアになり シミも薄くなった

F・Sさん（和歌山県・48歳・女性）
スープ歴　2年9カ月

私は3年前、子宮がんと卵巣がんになって入院し、手術、抗がん剤治療を受けました。

手術直後には、リンパ節に転移があって腫瘍マーカー（※）が高く、病院では「抗がん剤治療は6回受けるように」と言われました。

前《まえ》田《だ》浩《ひろし》先生の『最強の野菜スープ』の本に出会ったのは抗がん剤治療中です（薬はパクリタキセル、カルボプラチン）。本を読んでさっそく野菜スープを飲み始めました。1～2カ月たつと腫瘍マーカーがするすると下がり始め、抗がん剤を2回で終わることができました。

今は再発もなく元気です。

これも野菜スープの効果なのでしょうか、視界がクリアになりました。もともと近視で今まではぼやけていた遠くの細かいものが、はっきりと見えるようになったのです。視力が少し上がったような気がします。

顔のシミや腕のシミも薄くなりました。髪の量も増えた気がします。スープを作るときは、野菜の種類は必ず4種類以上にして、なるべく季節の野菜を取り入れるようにしています。

本に載っている前田浩先生の優しそうなお顔の写真が印象的です。この本に出会えて本当によかったです。

【食べ方】ごろごろスープ。
【味付け】塩、コショウ、しょうゆ、コンソメなど。
【野菜】タマネギ、ニンジン、キャベツ、ジャガイモ、コマツナ、ハクサイなど季節の旬の野菜。

※腫瘍マーカー：がん細胞が作るたんぱく質でがんの目印となるもの。

野菜スープを治療と同時に病院へ届けて抗がん剤の副作用がなく治療できた

T・Yさん
（東京都・73歳・女性）
スープ歴 2年5カ月

夫は2年前、小細胞肺がんで、抗がん剤投与（薬はエトポシド、カルボプラチン）と、放射線治療を受けました。

治療と同時に、私は毎日、野菜スープを作って病院へ届けて、3食飲んでもらいました。おかげで副作用もなく、3カ月治療できました。野菜スープのおかげかなと思っています。

退院後、食欲不振のときがありましたが、野菜スープを飲んでくれてとても助かりました。

昨年の8月、今度は肺腺がん（ステージ1A）で、左上肺3分の1切除の手術を受けました。肺腺がんは、小細胞肺がんと同時に見つかり、経過観察をしてきましたが、とうとう手術に至ったのです。

今は経過もよく、落ち着いています。引き続き、野菜スープは毎食飲み続けています。

私たち家族の守り神のような気持ちで野菜スープを作り続けています。

ポタージュにして1回に180㎖、味付けをしないで飲んでいます。何も入れないほうがおいしいです。素材のうまみを味わうことができます。

作るのは毎日ではなく、2〜3日分まとめて作り、作りおきをしています。

スープを作るときは、新鮮な野菜を使うことと、農薬の少ない野菜を選ぶように心がけています。

今はコロナ禍で大変なときです。感染予防には免疫力が大事なので、野菜スープを飲んでいてよかったと思っています。


【食べ方】ポタージュ。

【味付け】しない。

【野菜】基本のタマネギ、ニンジン、キャベツ、カボチャ、トマト、セロリのスープが好きですが、ときにはブロッコリーを足したりトマトを多めにしたり。

わが家のスープは野菜を7種類以上入れた〝虹のスープ〟母の白内障も進まない

M・Yさん（岩手県・33歳・女性）
スープ歴 2年6カ月

前田浩《まえだひろし》先生の野菜スープの本に出会うと、病気を患ったかたやご家族のかたにとってみれば、光が差したような気持ちになるのではないでしょうか。

私もとても影響を受けました。母が6年前、婦人科系のがんで手術・化学療法を受けたので、野菜スープを毎日飲んでもらっています。おかげで普通の日常生活を送ることができています。母は今71歳ですが、「白内障も進んでいない」と話しています！

わが家の野菜スープは、野菜を7種類以上必ず入れて作り、〝虹のスープ〟と呼んでいます。野菜の色にはこだわりませんが、葉物野菜や根菜類など、種類を多くすることにしています。たんぱく質をとりたいときは、大豆・緑豆を入れるときもあります。

以前は、スロージューサーでニンジン、リンゴ、レモンのジュースを作り飲んでいました。しかし、夏はおいしいのですが、冬はおなかが冷える感じでした。

その点、野菜スープは体が温まり、後始末もお鍋を洗えばいいので簡単です。

前田浩先生のスープのおかげで、母も1日1日普通に暮らしていけるのが幸せだと話しています。

冬に入り、寒さが増してきましたが、温かいスープを飲んで心も体も温めて免疫力をつけて、新型コロナウイルス感染症で厳しいご時世を乗り切りたいです。

【食べ方】ポタージュ。

【味付け】しない。

【野菜】①タマネギ、ニンジン、カボチャ、キャベツ、サツマイモ、ブロッコリースプラウト、ピーマン。

②タマネギ、ニンジン、シソの葉、コマツナ、ダイコン、ダイコン葉、ブロッコリーの茎。

胃がんのQOL　便秘

野菜スープで抗がん剤治療も順調 野菜がとれている自信ができ食事が楽しい

S・Tさん（栃木県・55歳・女性）
スープ歴　1年

私は約5年前、乳がんで手術、抗がん剤治療、放射線治療を受けました。転移ではありませんが、約2年前、今度は胃がんが見つかり、手術を受け、今は抗がん剤治療中です（薬はオキサリプラチン、S-1）。

胃がんの抗がん剤治療を始めたとき、人から勧められて果物野菜ジュースを飲んでいました。しかし、ジュースのカスが大量に出てもったいないことと、体を冷やしてしまうのではないかと心配していました。

そんなとき書店で、前田《まえだ》浩《ひろし》先生の『最強の野菜スープ』に出会いました。「これだ！」と思いさっそく買って作って飲んでみると、スープは体が温まるし最適でした。

スープは夜、茶碗に2杯くらい飲みます。

正直、がんに対しての効果は確認できませんが、便秘は改善されました。

がんになる前は野菜をほとんど食べませんでしたが、今は野菜スープでしっかりとれています。

また、胃がんで胃を取っているので、たくさんの量を食べられません。サラダのときはすぐおなかいっぱいになり、体にいいもの（海藻類や納豆、ヨーグルトなど）が食べられないことがありました。しかし、野菜スープだと満腹にならず、他のものも食べられます。食事にバリエーションが出せて、食事が楽しくなりました。

抗がん剤治療も順調で元気にしています。

野菜スープを作るときは、旬の野菜を中心に15～16種類使っています。2週間分くらいまとめて作り、冷凍庫で保存しています。

野菜は自分で育てているので、作っている野菜はすべて使うようにしています。自然と旬の野菜を食べていることになります。

【食べ方】ポタージュ。
【味付け】しない。
【野菜】旬の野菜を中心に15～16種類。冷蔵庫にあるものを何でも入れる。

抗がん剤の副作用が野菜スープで軽減 ドライアイが治り 手の黒い斑点も薄らぐ

S・Mさん（大阪府・69歳・女性）
スープ歴 2年

『最強の野菜スープ』は、胃がん（ステージ4）になった主人を心配して、主人の友人が送ってくださった本でした。

私は一読して、もし少しでも効果があるならばと思ってすぐに作り、飲んでもらいました。

主人はまずいとか文句ばかりでしたが、1年間は飲んでくれました。カップに入った野菜スープを飲む姿を見て、「まずいと言いながらも飲んでくれて、うれしい！」と声をかけたこともありました。反応はブスッとした顔を私に向けるだけでしたがね（笑）。

主人は野菜スープを評価してくれませんでしたが、やはり体は正直で、効果を感じていたように思います。抗がん剤の副作用のひどさが少し楽になったようでした。

がんとの闘いは2年7カ月に及びましたが、そのときは無我夢中でした。

主人亡き後、私は今も自分のペースで野菜スープを続けています。

私自身も野菜スープの効果を実感しています。

緑の野菜を多くしたらドライアイが治り、手の甲にあった黒い斑点が薄くなってきたのです。緑の野菜は、ホウレンソウ、ブロッコリー、コマツナ、キクナ、ミツバ……などです。

抗がん剤の副作用のすさまじさを間近で見てきました。前田《まえだ》浩《ひろし》先生が目標とされている副作用の少ない抗がん剤の開発を願ってやみません。


【食べ方】基本はポタージュ、ときどきごろごろスープ。

【味付け】しない。

【野菜】タマネギ、ニンジン、カボチャ、セロリ、トマト、ゴボウその他、季節の野菜をいろいろと。セロリなど手に入りにくいときがあるので多めに買い、冷凍している。

抗がん剤で食べられず困ったとき野菜スープに救われた

S・Tさん
（兵庫県・60歳・女性）
スープ歴 2年

私は4年前、胃がんで手術、抗がん剤治療を受けました。抗がん剤治療のときは、食べられなくて困ってしまいました。それでも何か食べなければと日々迷い、試行錯誤の連続でした。

そんなとき、前田《まえだ》浩《ひろし》先生の『最強の野菜スープ』を読んで救われる思いがしました。研究に基づいた野菜スープの効能がわかりやすく書いてあり感激しました。

おかげで今は、がんの定期健診では異常がなく、血液検査のTP（総たんぱく）も6・4g／dℓと向上しています（基準値は6・6～8・1g／dℓ）。

【食べ方】ごろごろスープ。【味付け】みそ汁にしたり、コンソメを入れたり。

【野菜】ニンジン、サツマイモ、マイタケ、エノキ、シメジ。

悪性リンパ腫の治療後のＱＯＬとメタボ対策に野菜スープを実践

Ｔ・Ｍさん
（三重県・76歳・女性）
スープ歴 3年2カ月

私は、２０１７年に悪性リンパ腫を発病し、抗がん剤治療を受けました。退院後、『最強の野菜スープ』と出会い、毎日実践し、効果を感じています。疲れやだるさが軽減しました。白血球の数値も基準値内に戻りました。おかげさまで現在、３カ月に１回の血液検査を主体とした通院となりました。

後期高齢者の主人にも、メタボ対策として野菜スープを毎朝飲ませ、体調を維持しています。ここ数年は、肥満度を示すＢＭＩ（※）は基準値内をキープしています。

【食べ方】ごろごろスープ。【味付け】しない。
【野菜】タマネギ、ニンジン、キャベツ、カボチャなど。

※ＢＭＩ：体重と身長の関係から算出される、ヒトの肥満度を表す体格指数。

胃がんは順調に回復！口内炎、便秘、高血圧も改善

原　廣さん（福岡県・84歳・男性）
スープ歴　2年

私は早期の胃がんを内視鏡で取りました。胃がんを手術して1年たった頃、再発を防ぐにはどうすればいいだろうかと考えていたとき、前田《まえだ》浩《ひろし》先生の本に出会いました。

野菜スープは毎日、コップに3杯飲んでいます。簡単に作れるので3日ごとに作っています。それまで野菜はサラダを食べていましたが、前田先生の本を読み、スープ中心の食事になりました。現在は野菜スープが主食です。

抗がん剤は服用しませんでしたが、術後、口内炎や便秘がひどくなりました。それが野菜スープを始めてからは口内炎が出なくなりました。便秘や高血圧も改善しました。胃がんは2021年2月で術後3年になりますが、今のところ順調に回復しているようです。

【食べ方】ごろごろスープとポタージュ。【味付け】しない。
【野菜】タマネギ、ニンジン、キャベツ、ダイコン、トマトは必ず入れる。

前立腺がんの薬を服用後感じた足のだるさが消えて運動もできる

H・Tさん（宮崎県・78歳・男性）
スープ歴 1年

『最強の野菜スープ』は、知人にプレゼントしていただきました。夫婦二人、ポタージュにして、毎日欠かさず朝夕2回、おいしく飲んでいます。

始めて1年近くになりますが、体調の変化を感じます。私は、前立腺がんや前立腺肥大を調べるPSAの数値が500もあり（基準値は4・0ng／mℓ以下）、薬を飲んでいます（薬はアビラテロン酢酸エステル、プレドニゾロン）。以前は、薬を飲んだ後、1時間ぐらいたつと足がだるくなっていました。それが今はなくなり、運動もできます。PSAの数値も0・13まで下がりました。妻も野菜スープを作るのは楽しいと言います。

【食べ方】ポタージュ。【味付け】しない

【野菜】タマネギ、ニンジン、カボチャ、コマツナ、ブロッコリー、トマト、シイタケ、ニラ、ネギ、ときどきセロリ。

糖尿病　高血圧　ダイエット　便通　こむら返り　カゼ

薬に野菜スープをプラスしたら35年来の糖尿病が大改善し体重も6kg減った

Y・Tさん（千葉県・88歳・男性）
スープ歴　2年5カ月

野菜スープを飲み始めてから、病気のチェック項目で大きな改善が見られました。

私は35年来の糖尿病で、２０１８年の健康診断では、検査数値のヘモグロビンＡ１ｃが８・９ありました（基準値は６・２未満）。高いので薬を処方されて飲み、数カ月後８・３まで下がりました。その頃出会ったのが『最強の野菜スープ』です。

本を読んでからは野菜スープを毎日飲みました。すると1年3カ月後の検査では７・３まで下がりビックリしました。２０２０年10月の検診では、さらに下がって６・８になり医師にほめられました。

血糖値、血圧も下がりました。血糖値は２２０→１８０に、最大血圧は１４０→１３０前後です。

体重も６kg減りました。身長１６０cmで、66kg→60kgになりました。便通もよくなりました。健康診断の結果を見ると、胃腸もきれいになったようです。

また以前は、こむら返りがよく起こり、10日に1回ぐらいありました。それが今は2カ月に一度あるかないかぐらいです。

野菜スープを食べているここ2年以上は、カゼもひかず熱が出たこともありません。これも野菜スープの効果なのでしょうか。

野菜スープに感謝しています。私が手応えを感じたので、知り合いにも教えています。

【食べ方】ごろごろスープ。

【味付け】しない。

【野菜】タマネギ、ニンジン、キャベツ、カボチャ、リンゴなど。

糖尿病　高血圧　中性脂肪値　がん予防

妻亡き後野菜スープを自分で作り糖尿病、高血圧、中性脂肪も良好な喜寿の私

Y・Tさん（埼玉県・77歳・男性）

スープ歴 3年

私は35歳のとき、人間ドックで糖尿病を指摘され、40年以上にわたって食事療法を頑張ってきました。ところが、54歳で大腸がん、74歳で前立腺がんになり手術を受けました。『最強の野菜スープ』の本に出会ったのは、前立腺がんの手術を受けた後です。がんを防ぐためにこの本に賭けようと思い、糖質制限に加え、野菜スープを中心にした食事に変えてこれからの老後を迎えようと思うようになりました。

現在、始めてから3年になりますが、おかげで元気に喜寿を迎えることができました。血糖値、血圧、中性脂肪の数値は、まだ少し高めですが、以前に比べたら下がって安定しています。

最近の数値は次のようになっています。朝食前の血糖値は95～110㎎／dℓ（基準値は100未満）、ヘモグロビンA1cは6・0～7・5（基準値は6・2未満）。最大血圧は120～140㎜Hg（基準値は140未満）、中性脂肪値は70～130㎎／dℓ（基準値は

30〜149）です。

25年前、妻を大腸がんで亡くしたので、野菜スープは自分で作っています。

1週間に一度、大きめの鍋で3〜4日分作ります。味付けは基本的にはしないで食べますが、最近では鶏ガラスープやコンソメスープも加えています。スープにあきたら、途中でカレーやシチューにすることもあります。

今はコロナ禍で、旅行や史跡巡り、カラオケ、習字など趣味が楽しめなくなり、友人にも会えず、人生がつまらなくなっています。糖尿病という持病があるため、スーパーでの買い物ぐらいしか出かけなくなり、すっかり脚も弱ってしまいました。

そこで9月からは、1時間程度の散歩、自宅で花の栽培（シクラメン、ノースポール）を行うことにしました。


【食べ方】ごろごろスープ。

【味付け】基本的にしない。

【野菜】タマネギ、ニンジン、キャベツ、トマト、キノコ類（マイタケ、エノキなど）。

高血圧

高血圧家系だが毎日野菜スープを飲んで薬に頼らず120台を保っている

H・Kさん（神奈川県・84歳・女性）

スープ歴 1年6カ月

私は月に2回ぐらい、自己流の野菜スープを作って友人にご馳走していました。そんなある日、友人に「あなたのスープと同じのを本で見たわよ」と聞きました。それが『最強の野菜スープ』でした。大変うれしく思い、すぐに購入しました。

本を読んでからは、3～4日分まとめて作り、冷凍して保存しておいて、毎日2～3回食べていました。

ところがその後、夫が階段から転落して頭を大けがし、手術を受けました。入退院を繰り返し、野菜スープどころではなくなってしまったのです。

私の家系はもともと血圧が高く、私も高いので薬をもらっていました。今は薬を飲み、やっと心筋梗塞を予防してる状態です。

私は6人姉妹で、長女は91歳で他界しましたが、残る5人は健在です。すぐ下の妹（78歳）とは年に数回、実家の墓参りやカラオケ、食事などをともします。

健康情報を交換し合った折、妹に「最強の野菜スープ」の話をしました。未亡人の妹も、血圧などで医者通いをしています。その話を聞いてからは早速、昼食は野菜スープにしたようです。おかげで、150㎜Hg前後あった血圧が下がり（基準値は140未満）、今は120台を保っているとか。できる限り薬に頼らないで過ごしたいと言っています。

私は、夫の入退院の繰り返しとその介護に疲れ、野菜スープを作るどころではなくなりました。でも、ときどきは作って食べています。

材料は、その季節ごとの野菜ですが、葉物や根菜、野菜くずなどなんでも使います。

時間のあるときは根気よく煮るのも楽しみですが、介護に追われるときは、作る時間がなくて、なかなか続けられません。野菜スープを楽しめる状態に早くなりたいと思っています。

【食べ方】ごろごろスープ。

【味付け】基本的にしない。ときどきみそ汁、カレー、シチューにする。

【野菜】野菜は葉物類、ニンジン、キャベツ、ダイコン、サツマイモその他なんでも。

糖尿病でつらい日々だが野菜スープと薬で安定

K・Hさん
（滋賀県・70歳・男性）
スープ歴 1年6カ月

3年前、糖尿病で入院し、現在は通院しています。インスリン注射をしていますが、毎日が大変つらいです。体にいいと思えばなんでも取り入れ、野菜スープもその一つです。血糖値は今、安定しています。便秘が改善して毎日快便、体重も一定しています。このように体調はいいので、野菜スープの効果はあると思っています。

自分の畑で野菜を作っているので、常に新鮮な野菜を食べることができます。

【食べ方】ごろごろスープ。【味付け】コンソメ。

【野菜】①タマネギ、ニンジン、キャベツ、ブロッコリー、ベーコン。②タマネギ、ジャガイモ、ブロッコリー、牛肉。

野菜スープでコレステロール値がCからAに好転し快便快調

S・Tさん
（愛知県・76歳・女性）
スープ歴 3年

悪玉コレステロール値を基準値にしたくて『最強の野菜スープ』の本を読み、毎朝食べています。量はスープ用のカップに1杯（150㎖前後）。半年後の健康診断で、脂質検査がCからBに、1年後の今年はAになりました。快便にもなり、体調はいいです。

スープは4日に1回まとめて作ります。気をつけていることは、野菜の種類を多くすることで10種類ぐらいです。毎朝の野菜スープは欠かせないものになりました。

【食べ方】ごろごろスープ。【味付け】八丁みそと米こうじを合わせる。

【野菜】タマネギ、ニンジン、カボチャ、キャベツ、ジャガイモ、ミニトマト、クレソン、セリ、ダイコン（根も葉も）、ハクサイ、ニラ、セロリ、ホウレンソウ、コマツナ、トウガン、シメジ、エノキ、マイタケ、ユリ根、ルッコラ、ショウガなどから10種類。これにシーチキン、コンブ、煮干し、干しシイタケを加える。

便通 美肌 ダイエット 免疫力

便通がよくなり肌の調子もいい 2kgのダイエットにも成功！

K・Mさん（兵庫県・42歳・女性）
スープ歴 1年

年齢を重ねていくうちに、体調不良を感じたり、健康診断でひっかかったりすることが多くなりました。インターネットで免疫力を高める方法を探していたら、たまたま『最強の野菜スープ』にたどり着きました。本を読んでからは毎日調理して食べ、1年がたちました。

野菜スープの習慣がついてから体調の変化を感じています。便通がよくなり肌の調子がいいです。ダイエットにも成功し2kgやせました。

シンプルで作りやすいので、これからも長く続けられそうです。

【食べ方】ごろごろスープ。【味付け】無添加のだしパック。

【野菜】タマネギ、ニンジン、キャベツ、コマツナ。

大量の野菜がとれて便秘が解消 糖尿病の改善も期待

山本陽子さん（熊本県・75歳・女性）

スープ歴 1年

私は糖尿病の治療中です。『最強の野菜スープ』の本は、96歳になる生け花の先生が実践中とのことで、プレゼントしていただきました。

スープはいろいろな野菜や根菜を入れて作り、三食食べています。おかげで便秘をしなくなりました。大量の野菜がとれるのでおなかいっぱいになり、食べる量も減りました。糖尿病にもよい変化が現れるのではないかと思っています。

野菜はオリーブオイルで炒めてから煮ると、スープがおいしくなります。

最近は先生から、みそ汁のみそ玉作りを教えていただきました。少し手間がかかりますが、具だくさんのみそ汁にして、野菜スープと交互に食べています。

【食べ方】ごろごろスープ。【味付け】コンソメ少々。
【野菜】タマネギ、ニンジン、キャベツ、カボチャ。

野菜スープで体質が一変！胃の具合が格段によくなり体も気持ちも楽

T・Eさん（静岡県・74歳・女性）
スープ歴　3年

私の父は膵臓《すいぞう》がんで57歳で他界。以来、自分もいずれは……と日々考えていました。それには予防だということで健康には人一倍気をつけていたつもりですが、10年ぐらい前、私の体調は最悪でした。

特に悩んだのは胃です。神経を使うことが多く、油ものや冷たいものをよく食べるせいか、1日5～6回の軟便、1日中体に力が入らない、顔色も悪いといった状態でした。何年も週に1回、注射を打っていました。

それが、前田《まえだ》浩《ひろし》先生の『最強の野菜スープ』の本に出会ってから人生が一変しました。長年の体調不良から徐々に抜け出すことができたのです。野菜スープを始めて半年ぐらいから、胃痛、軟便が全快し、体も気持ちも楽になりました。

これで学んだことは、病気にならないようにするためには「体質を変えること」だということです。

人間生きていくために食べる。その食べ方で体質が変ってくる。病気になったら薬で治そうと考えがちですが、根本は食事だと思います。食事で病気にならない体質にすることです。体質を変えるには野菜スープが最適だと思います。

私はスープを、朝食前と夕食前のすきっ腹に、1日200㎖は飲みます。夜外食するときも100㎖飲んでから出かけます。

野菜スープは毎日のことなので、夫婦二人と息子で5日分ずつまとめて作り、冷凍しています。

家庭菜園をやっていますが、野菜スープで体調がよくなるのが実感できるので、野菜作りも楽しみです。

【食べ方】ポタージュ。

【味付け】しない。素材を楽しむ。

【野菜】季節にある野菜を8～9種類。必ず入れるものはタマネギ、ニンジン、カボチャ、夏はゴーヤも。9月18日に作った材料は、これにコマツナ、モロヘイヤ、ゴボウ、ナス、シメジ全部で9種類。根のもの（土の中）、葉のもの、実のものを考えて作る。例えば、タマネギ、ニンジン、ダイコンの葉、トマト、カボチャなど。

腸内環境　便通　体調　毛髪の若返り　カゼ

野菜スープで腸内環境が整って毛髪が黒く若いときより太くコシがある

辰野謙二さん（奈良県・64歳・男性）
スープ歴　1年5カ月

野菜スープを飲んでから便通がよく、毎朝3回ぐらいあります。便の色も淡黄褐色なので、腸内細菌は、ビフィズス菌や乳酸菌など善玉菌が多い菌叢になっていると思います。これは野菜スープに含まれる水溶性食物繊維や不溶性食物繊維の効果だと思います。

また、カゼもめったにひかなくなりました。髪も若返ったようで、60代の半ばですが年齢のわりに毛髪が黒く、薄毛にもなっておらず、若いときより太くコシがあるように思います。

野菜スープを作るときは、キャベツなどの葉菜類、ニンジンなどの根菜類を必須としています。

野菜スープを食べるときには味付けをしません。薄味に慣れるので、食塩の摂取量が少なくなるなどの効果も得られました。

スープに味はつけませんが、プラスアルファの工夫をしています。ヨーグルト、大豆飲料、フラクトオリゴ糖、米酢を混合するのです。

このドリンクを1、野菜スープを3の割合で混合して、毎日300～500㎖飲んでいます。とてもおいしくなり、腸内環境を整えるにはよいと思っています。

野菜スープがもっと広まって日本各地の地元野菜を活用するようになれば、地域の活性化や日本の食料の自給率の向上にもつながると思います。

ちなみに、野菜スープは自分で作っています。家内は私が作ったのはおいしくないとのことで飲んでくれません。おいしいと思うのですが……。

【食べ方】ポタージュ。

【味付け】しない。

【野菜】タマネギ、ニンジン、キャベツ、カボチャ、大豆、ヨーグルトなどをプラス。

免疫力　カゼ　便通　糖尿病

朝、野菜スープを飲むと1日中効きめがありそう！元気になりカゼをひかない

K・Aさん（東京都・77歳・女性）
スープ歴　1年3カ月

『最強の野菜スープ』は、野菜をたくさんおいしく食べられるところにひかれて買いました。野菜スープ生活を始めると、1日分の野菜のほとんどが手軽にとれるので、食生活が充実して満足できます。朝飲むと（180〜200㎖）、1日中効きめがありそうな気もします。

朝はパン食ですが、他の方法だと、こんなにたくさんの野菜をおいしくとるのは手間がかかります。その点、野菜スープなら簡単に作れておいしいので続けやすいです。

少々めんどうなときもありましたが、1年間ぐらい毎日続けたところ、元気になりカゼもひかなくなりました。かぜっぽいかなと思っても、かからないですんでいます。以前はカゼをひきやすく、カゼをひくと治りが悪く困っていました。

夫もおいしくいただき、便通がいいと言っています。糖尿病もひどくなりません。夫は野菜嫌いではないのですが、いろいろな野菜を一度に食べるのは難しいようです。

しかし、スープにするとたくさんの野菜が楽にとれます。苦手はブロッコリーですが、スープにすると食べてくれるのでありがたいです。

夫も「たくさんの野菜が苦手なく、おいしく食べられるのはすごくいいね」「がん予防にもなるのなら、なおのことすごくいいね」と言っています。

スープは作りおきをして、1回はごろごろスープ、残りはミキサーでポタージュにします。2~3回分はポットに入れて冷蔵庫、残った分はパックに入れて冷凍します。

現在、スープ生活を始めて1年3カ月ですが、続けられた私をほめてあげたい!! です。眠っていたミキサーが活躍しています。

【食べ方】ごろごろスープとポタージュ。
【味付け】私は岩塩を少しとブラックペッパー、夫はブラックペッパーのみ。
【野菜】何を入れてもおいしいのですが、タマネギ、ニンジン、キャベツ、カボチャ、トマト、セロリ――この組み合わせが一番好きです。乾燥パセリをみじん切りにして浮かします。パセリは乾かしてびんに詰めています。

野菜スープは体にしみこむ！便秘薬が不要になり顔も色白に

F・Hさん（大阪府・76歳・女性）

スープ歴　1年6カ月

主人と私、76歳なので自分たちの健康のためと、アトピーの息子のために野菜スープを始ました。私は料理が大好きなので、前田《まえだ》浩《ひろし》先生の本を読んでいろいろ試しています。

以前は市販の便秘薬を飲むことがありましたが、野菜スープを飲めば薬は必要ありません。かかりつけの病院で月に1回受ける定期健診の血液検査では、まったく異常なし。とてもうれしいです。気のせいか顔も少し白くなったような気もします。息子はアトピーが少しずつ治まってきているようです。

【食べ方】ごろごろスープとポタージュ。【味付け】基本的にしない。ときどきショウガを入れる、みそ汁にすることも。

【野菜】温めたポタージュに、半分に切ったミニトマトを入れて食べる。体にしみこんでいくようです。

便通

野菜スープでひどい便秘が改善しときどき出るようになった

N・Yさん（愛知県 72歳 主婦）
スープ歴 2年

夫が便秘に悩まされて困っていたとき、偶然雑誌で知り、本を購入しましました。何もしなかったらひどい便秘で「お通じがない」状態でした。それが「ときどき出る」ようになりました。

スープばかりでなくほかにも気を配っているので、相乗効果かなと思います。しかし、野菜スープは1日2回、朝と夜に食べるので、やっぱりスープの効果はあると思います。

夫が気に入っておいしく食べてくれなければダメなので、食べやすいカボチャ、タマネギ、ニンジンがメインのスープになってしまいます。

【食べ方】ごろごろスープ。【味付け】中鍋（直径24cm、深さ10cm）の8分目に塩小1、コショウ少々。

【野菜】タマネギ、ニンジン、カボチャ、ショウガ。

ジュースから野菜スープに変えたらおなかの調子が断然いい

S・Yさん（東京都・84歳・女性）
スープ歴 1年6カ月

野菜スープは毎日、1日2回、朝晩に飲んでいます。野菜スープを飲み始めてからはおなかの調子がよくなりました。今までで一番いいと実感しています。それまでは長年、野菜ジュースを作って飲んでいましたが、腸の具合がいっこうによくありませんでした。それが野菜スープを続けたところ、数週間で信じられないほどの回復です。

野菜スープは、まとめて10日分ぐらい作り、冷凍しています。

野菜スープはおおぜいのかたに勧めましたが、誰も長続きしていません。不思議です。お医者さんに処方された薬のほうがいいのでしょうか。

【食べ方】ポタージュ。　【味付け】甘酒、乳酸菌飲料、酢、リンゴ酢、トマトジュースを少量加える。

【野菜】タマネギ、ニンジン、ゴボウ、季節の青物野菜その他。

やせて昔の服が着られる！野菜嫌いの孫はアトピーが改善

O・Hさん（京都府・69歳・女性）
スープ歴　1年2カ月

私は肥満ぎみでしたので、少しでもやせたらいいなあと思い野菜スープを始めました。スープはポタージュにして、朝食時と午後のおやつ時に200㎖ずつ飲んでいます。飲み始めてから1年以上たち5kgダイエットできました。昔の服が着られてうれしいです。

ポタージュにすると野菜嫌いの8歳と6歳の孫も飲んでくれます。生野菜は歯ざわりが嫌いで、みそ汁の具も切り方によっては嫌がるのですが、ポタージュやカレー、シチューのようにドロドロにすると食べます。

孫はアトピーなのですが、おかげで皮膚のカサカサやかゆみが治まりました。

【食べ方】ポタージュ。【味付け】ときどきハチミツ。

【野菜】トマト、セロリ、コマツナ、リンゴ、バナナ、アボカド。

アンチエイジング
カゼ

同年代の女性に比べて野菜スープを食べている私のほうが明らかに元気

S・Sさん
（東京都・46歳・女性）
スープ歴 3年

40歳を過ぎてから代謝が悪くなった実感があり、食事を見直したいと思っていました。そんなとき書店で見つけたのが前田《まえだ》浩《ひろし》先生の『最強の野菜スープ』でした。

生野菜の酵素が注目され、火を通した野菜から遠ざかっていましたが、本を読んでみて、スープにすると野菜を有効に摂取できることを知り驚きました。

前田浩先生の作り方なら時間も手間もかかりません。帰宅が遅くなったときも簡単に作って食べられるので、とても便利です。

1回に作る量は、水が1・5ℓで6食分です。まとめて作りおきしています。味付けはしません。野菜だけの味に慣れました。味付けしなくても今はおいしく感じます。

他の料理で使った野菜の皮や切れ端も、スープのだしに使っており、野菜スープは捨てるところがありません。

こうして野菜スープの本を読んでからは毎日1回、夕食に必ず食べ、3年も続いています。1回に食べる量は250㎖です。体調はいいです。運動は全くしていませんが、太りません。

　私はもともと健康で、ここ30年くらい内科にかかったことがありません。カゼもひきません。同年代の女性に比べると、私のほうが明らかに元気です。これから更年期を迎えますが、更年期障害に対する不安もありません。

　同年代が集まると体調不良のことがよく話題になりますが、私は話題に全くついていけません。


【食べ方】ごろごろスープ。

【味付け】しない。

【野菜】ニンジン、キャベツ、カボチャ、ブロッコリー（タマネギはおなかが張ってしまうのでブロッコリーに替えた）。

快便　倦怠感　美肌　カゼ

野菜の力に感動！快便になり倦怠感が減った肌もスベスベでカゼ知らず

Y・Mさん（大阪府・51歳・女性）

スープ歴　1年2カ月

野菜スープを始めたのは2019年9月、セミナーで前田《まえだ》浩《ひろし》先生の話を聞いてからです。試してみると体調がすこぶるよくなり、驚きました。

食べ始めると朝、便意で目が覚めるようになったのです。いつも同じ時間に便意があるので、目覚ましもいらなくなりました。

また以前は、仕事から帰り、夕食が済むと疲れからうとうとすることが多く、年だから仕方ないのだろうと思っていましたが、野菜スープを常食するようになってからは、疲労や倦怠感が減り、うたた寝をすることもなくなりました。

気がつけば体中の肌もスベスベになっていました。ボディクリームなど塗る必要がありません。

野菜スープを食べ始めて1年ちょっとになります。私はのどが弱く、冬には必ずカゼをひいてのどを痛めることが年に1回はありました。それが、野菜スープを食べるようになってからはカゼにかかっていません。のどが腫れなくなりました。こんなことはこれまでありえないことでした。野菜は本当にすごい！　野菜の力に感動しました。

今はコロナ禍で不安ではありますが、抗酸化作用と免疫力の強力な野菜スープの力を信じて、絶対に感染しない、万一感染しても重篤化しないと確信しています。

野菜スープは簡単に作れて、多種類の野菜を一度にとれる。ここまで続けることができた最大の要因はこの点です。最高です。

あまり食べない野菜も、スープの具材にすると食べられます。ナガイモは嫌いで、ほとんど口にしませんでした。カボチャがこんなにおいしいとは思いませんでした。

前田先生のセミナーに行かなかったら、野菜をこんなに多く食べることはなかったと思います。やはり食事が体をつくるのですね。


【食べ方】ごろごろスープ。

【味付け】コンブ、カツオだし。

【野菜】タマネギ、ニンジン、カボチャ、シイタケ（以上は必須で基本）。後はそのときの気分。ナガイモ、ブロッコリー、サツマイモ、キャベツ、シメジなど。最低でも4種類、常時6種類以上は入っています。いろいろな野菜を入れたほうが味はよくなり、だしを薄くできます。

疲労軽減　便通

疲労感が軽減し便通もいい 妻任せにせず自分でも作ります

H・Yさん（茨城県・63歳・男性）
スープ歴 5年

野菜スープは、以前から妻が作っていましたが、毎日というわけにはいきませんでした。また、なぜ野菜スープなのかを聞くこともなく過ごしてきました。前田《まえだ》浩《ひろし》先生の本を拝読し、野菜スープの科学的な根拠を知ることができ、「それなら毎日実践しよう」という気になりました。おかげで、疲労感が少なくなり、便通もよくなりました。

作り方は難しくないので、妻任せにせず、ときには自分でも作っています。味は妻に負けますが、野菜を洗って煮込むだけと簡単なことが継続できるポイントかと思います。

家庭菜園にも力が入ります。畑から野菜を収穫し包丁を使うのも、なんとなく新鮮な感じがします。

【食べ方】ごろごろスープ。【味付け】コンソメ、塩少々。
【野菜】ニンジン、キャベツ、ダイコン。

夜眠れるようになり肩こりもなし足裏のかさつきも改善

A・Eさん（島根県・74歳・女性）
スープ歴 1年5カ月

本を読むのが苦手な私ですが、この本は食らいついて読み実行しています。

おかげでうれしい結果が出ています。野菜スープを始めてからカゼをひかなくなりました。便秘が改善し、肩こりもなし。夜も眠れるようになりました。足の裏のかさつきが少なくなったようです。知人にも紹介し喜ばれました。

野菜スープは、5～6種類の野菜を使い、ポタージュにしてマグカップに1杯、朝は必ず飲み、たまに夕食前にも飲みます。「継続は力なり」ですね。


【食べ方】ポタージュ。【味付け】しない。

【野菜】タマネギ、ニンジン、カボチャ、キャベツ、ハクサイ、ネギ、ニラ、ダイコン、サツマイモ、ジャガイモ、ユズ（種を出して皮ごと半分）、柿、ミカン、ニンニク、ショウガ。そのときにあるものを5～6種類使って。

具合が悪いときでも野菜スープを飲めば体調が改善する!

O・Kさん
（東京都・47歳・女性）
スープ歴 20年

これまでも高齢の両親のために野菜スープを作ってきましたが、前田浩《まえだひろし》先生の本を読み、これからも自信を持って作り続けたいと思います。本を読み、改めて野菜スープは健康維持に欠かせないものだと学びました。

野菜スープは体が温まり、具合が悪いときでも飲みやすく、飲めば体調が改善します。赤ちゃんから高齢者まで、簡単に摂取できるスープは多くのかたに作っていただきたいものです。

同じスープばかりだと飽きてしまうので、数種類のスープを作りおきして冷凍しています。これからも楽しみながらおいしいスープを作り続けていきたいと思っています。

【食べ方】ポタージュ。【味付け】塩、コショウ、ブイヨン。

【野菜】①タマネギ、カボチャ。②タマネギ、ニンジン、ジャガイモ。

冷蔵庫に残った野菜を使いきるつもりで気軽に作っています

H・Mさん（岐阜県・70歳・女性）
スープ歴 2年

私自身、特に体に悪いところはありませんが、野菜スープは健康増進のために始めました。作るときには、どんな野菜にしようかとか考えないで、冷蔵庫に残っているものを利用しています。

スープにはこの野菜を入れなければと考えるとかえって続かないので、野菜の種類はこれと決めないで気軽に作ります。いつも野菜を残してしまうので、野菜スープを作るのは野菜を使いきるためでもあります。

がんの患者さんに『最強の野菜スープ』の本をプレゼントしたら、調子がいいとの返事をもらいました。

【食べ方】ごろごろ。【味付け】根コンブだしの素。

【野菜】タマネギ、ニンジン、キャベツ、カボチャ、キノコ類など冷蔵庫にあるもの。

健康増進　便通　野菜スープは楽しい

野菜スープは男の料理に最高！作るのが楽しくこれがうまいんです！

S・Tさん（広島県・74歳・男性）
スープ歴　2年6カ月

私は東京でのサラリーマン生活を終え、広島で農作業を始めて約10年。野菜大好き人間なので、自給自足で多品種の野菜を栽培し、今思いっきり野菜を食べています。

野菜スープは男の料理には最高です。

前田《まえだ》浩《ひろし》先生の『最強の野菜スープ』を読み、野菜スープなら、自営の畑で収穫した野菜を鍋一つになんでもぶっ込んで作れる、願ってもない料理法だと思いました。

野菜スープは1週間分ほど大鍋で作っています。これがうまいんです！

私の作り方は2通り。

・沸騰させたら、弱火でコトコト1時間ほどトロトロに煮込む

・沸騰させたら、中火～弱火で10分ぐらい。スープらしい仕上がりの味を楽しむ

コトコト煮て出来上がるまでに時間はかかりますが、作るのが楽しい！　どちらもうまいんです！

当初、小生オンリーで作っていましたが、そのうち妻が上手にやってくれるようになりました。妻はポタージュにすることもあります。多忙なときは交替で作っています。

野菜スープを毎日2回、欠かさず食して2年半になりますが、通じがよくなりました。体調がすこぶるよく食事がおいしので、食べ過ぎをセーブするのに困るくらいです。

野菜は20種ほど栽培しているのでぜいたくに使えます。都会に住んでいたらできないぜいたくですね。

【食べ方】ごろごろスープ。

【味付け】基本的にはしない。ときどきイリコやみそ。

【野菜】タマネギ、ニンジン、キャベツ、カボチャ、ジャガイモ、オクラ、モロヘイヤ、ナス、トマト、ピーマン、ニラ、ダイコン、ゴボウ、葉物野菜、フキ、ヨモギなど、季節のものなんでも入れる(具材は少ないときでも7～8種)。それにカットしたコンブ。

野菜スープで体重が減り長い時間歩ける！息子はアトピーが改善

O・Iさん
（愛知県・76歳・女性）
スープ歴 3年

野菜スープを始めてから体重が少し減り、歩くのが苦痛ではありません。おかげで長い時間歩けるようになりました。

最近、同居を始めたアトピーの息子にも飲ませ始めました。味付けしなくても毎日飲んでいます。アトピーも今は少し治まっているように思います。一人暮らしのときは野菜ジュースを飲んでいたようですが、野菜の必要量は摂取できていなかったと思います。

私は1日の大半を台所に立ち何かしら作っています。一番幸せを感じる時間です。おいしくなんでも食べられる幸せを実感しています。わが家を訪れる友人や娘の友だちにも野菜スープを宣伝したり、料理を教えたりしています。

野菜スープは毎日作り、飲んでいます。最近は、スープにホタテのドライタイプやコンブの小さい角切りを入れています。ショウガやニンニクを入れると体が温まります。小豆や大豆を入れるものいいですね。スープを煮ながらスコーンを焼いたりもしています。

私は「健康は食事から」がモットーです。いろいろ研究しながら作っています。皆から、「楽しく生きるために料理しているね」と言われます。これからも野菜スープを続けるつもりです。


【食べ方】ごろごろスープとポタージュ。

【味付け】基本的にしないが、梅干しは便利。

【野菜】タマネギ、ニンジン、キャベツ、赤パプリカ、カボチャ、ナス、セロリ、エリンギ。野菜室を見てなんでも入れる。ニンニクやショウガも。

介護食

野菜スープは99歳になる母の介護食に重宝！軟便も改善し薬も不要

黒田洋子さん（徳島県・76歳・女性）
スープ歴 15年

99歳になる母の介護をしています。汁物がないと食事が食べられないので工夫して食べさせています。野菜スープもその一つです。

加齢のためかモノがだんだん食べにくくなっているみたいです。野菜スープを食べ始めて軟便が少し改善しました。

材料の一つに「干しエノキ」を使っています。あるテレビ番組で、「エノキを干すと、骨の強化に役立つビタミンDが2倍になる」と紹介されていたので始めました。母は牛乳が嫌いなので、いろいろ工夫しているのです。

干しエノキの作り方は簡単です。エノキをざるに広げて、雨のあたらない風通しのよいところで、2時間ほど天日干しをします（曇りでもOK）。その後、水分を完全に飛ばすためにフライパンで弱火にして7～8分乾煎りします。これを保存しておきます。

野菜スープもいいですが、みそ汁も作ります。

わが家の朝食は、具だくさんのみそ汁です。イリコを使ったみそ汁は60年続けています。

みそは、白みそ、米こうじみそを半々使用します。こくがあっておいしいです。99歳の母も、イリコの頭とはらを取って砕くまで手伝います。

食べることは、穏やかに生きられることにつながりますね。薬も不要です。

【食べ方】ポタージュ。

【味付け】洋風コンソメスープの素、塩コショウ。

【野菜】コーンポタージュスープ（コーン、タマネギ）、干しエノキのホワイトポタージュスープ（タマネギ、干しエノキ、スキムミルク）。

コロナ禍でも野菜スープを作り リズムよい日々を送れる

古賀ツタエさん（熊本県・79歳・女性）
スープ歴 2年8カ月

私は、2020年2月まで病院の調理師として37年間余り働いてきました。その間、病気知らずできました。病院では、いかに食事が大事かを学びました。

野菜スープは、その便利さとおいしさ、野菜がしっかりとれることが続けられる糧になっています。作りおきできるヒントも得て、すっかりとりこになりました。

コロナウイルスで自粛生活の期間も、楽しみながら野菜スープと向き合い、リズムよい日々を送っています。体の動きがスムーズになるような感じです。普通の料理なら野菜の使わない部分も、野菜スープにするとムダにならず、大事に使用しています。

【食べ方】ごろごろスープ。【味付け】和風、洋風、塩コショウ。

【野菜】タマネギ、ニンジン、カボチャ、ダイコン、サツマイモ、ジャガイモ、その他いろいろな野菜を種類多く楽しみたいと思っています。

介護食

97歳の母がポタージュスープを「おいしい」と飲んでくれる

鈴木房子さん（新潟県・75歳・女性）

スープ歴 2年

野菜スープを始めたのは、前田浩《まえだひろし》先生の本で、「野菜は加熱して細胞を壊さないと有効成分が溶け出さず、活性酸素を消去できない」と知ったからです。

昔から病人にはスープがいいと聞いていましたが、理由がわからずにいました。本を読み、その理由がわかりました。

97歳になる母がポタージュを「おいしい」と言って飲んでくれるので、とてもうれしいです。手元にあるいろいろな野菜を圧力鍋で煮て作ります。簡単でいいですね。捨てるような葉や茎も活用できるので、その点でも満足です。

【食べ方】ごろごろスープとポタージュ。【味付け】基本的にしない。ときどき固形スープの素やしょうゆ。

【野菜】手元にある野菜で。

食が細く歯の弱った夫の食事に野菜スープは便利で楽!

N・Hさん(岐阜県・80歳・女性)
スープ歴 1年

主人は病後だんだん食が細くなり、歯も弱ってきているので、自分流にときどきスープを作っていました。もう少しちゃんとした作り方の本がないかと探していたとき、書店で見つけたのが『最強の野菜スープ』の本です。

本を読み、できるだけやわらかく煮て作っています。ごろごろスープを食べて残ったら、翌朝はミキサーにかけてポタージュにします。作るのが楽になりました。

【食べ方】ごろごろスープとポタージュ。【味付け】コンソメ、コショウ、薄くみそ味にも。

【野菜】タマネギ、ニンジン、カボチャ、キャベツ。肉だんごを入れて作るときはハクサイ、カブ、ニンジン、キノコ、ブロッコリー。

第4章

野菜スープは未病を改善し病気やがんから体を守る

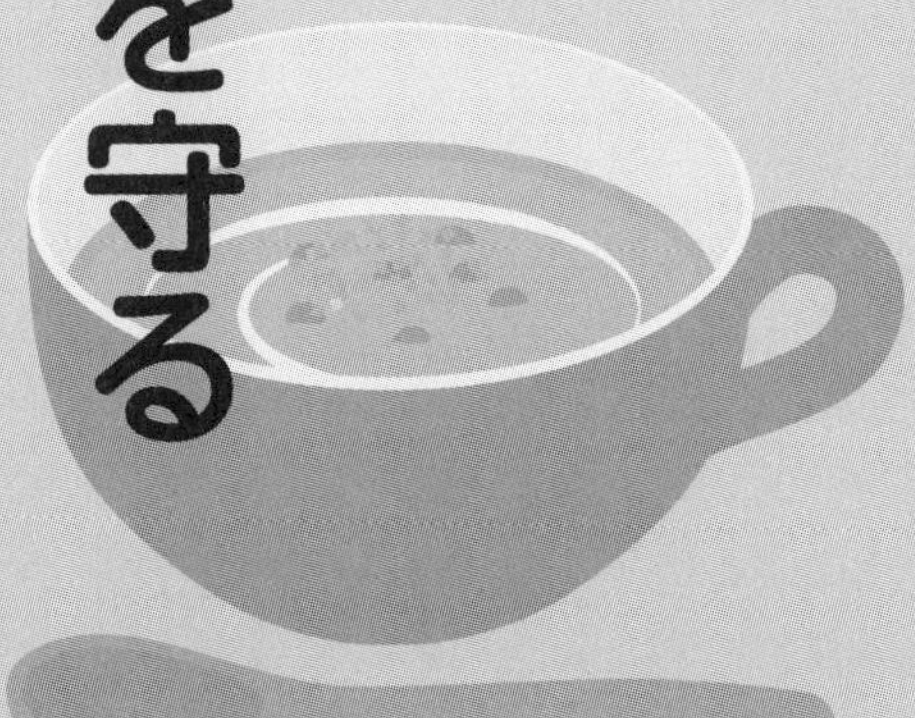

老化や病気、がんの原因は細胞や遺伝子を酸化させる「活性酸素」

活性酸素は細胞を酸化させ老化と万病を招く

これからお話しする「活性酸素」は、感染症と炎症、老化やがん、動脈硬化、糖尿病、心臓病、高血圧、アトピー性皮膚炎、アルツハイマー病など、病気の9割にかかわっている物質です（左ページの図参照）。

世界中で拡大した新型コロナウイルス感染症が重症化する原因も、活性酸素とのかかわりは極めて大きいと考えています（185ページの「サイトカインストーム」の図参照）。

野菜スープは、この毒性のある活性酸素を中和（消去）する抗酸化物質を豊かに含み、老化や生活習慣病、感染症の重症化を予防する助けになります。

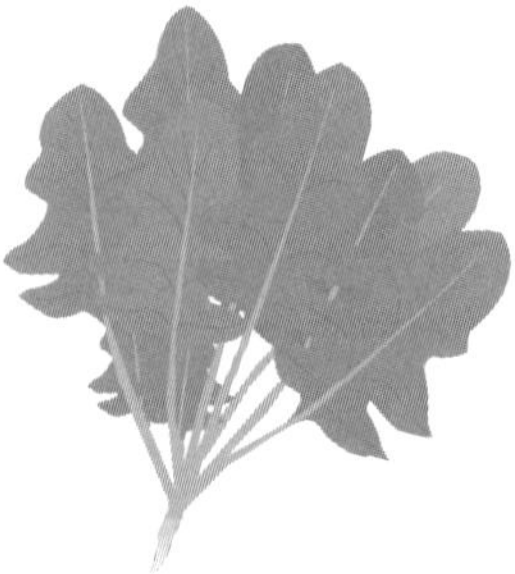

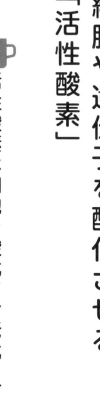

活性酸素の発生原因と活性酸素が関連する病気

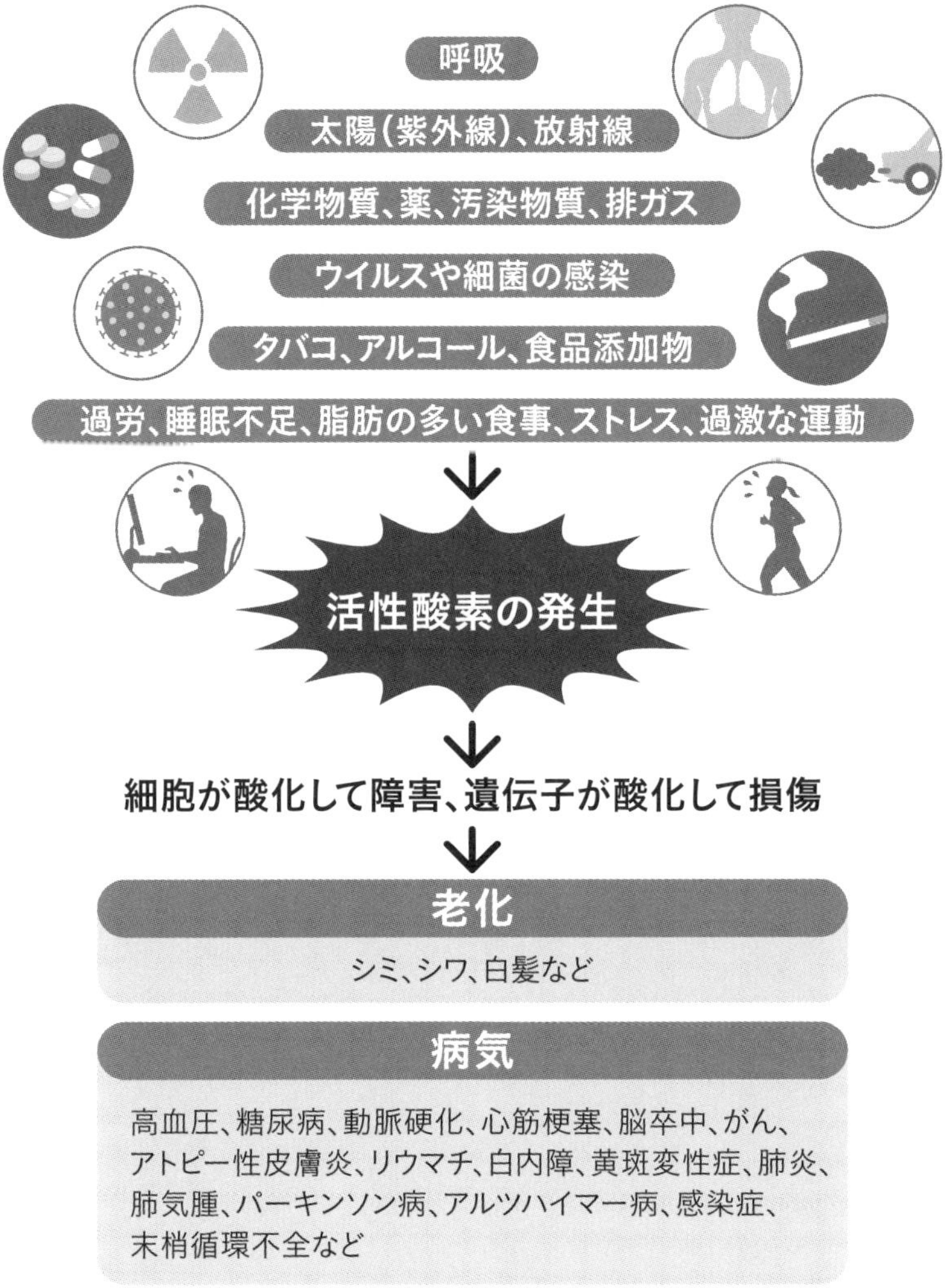
呼吸
太陽（紫外線）、放射線
化学物質、薬、汚染物質、排ガス
ウイルスや細菌の感染
タバコ、アルコール、食品添加物
過労、睡眠不足、脂肪の多い食事、ストレス、過激な運動
活性酸素の発生
細胞が酸化して障害、遺伝子が酸化して損傷
老化
シミ、シワ、白髪など
病気
高血圧、糖尿病、動脈硬化、心筋梗塞、脳卒中、がん、
アトピー性皮膚炎、リウマチ、白内障、黄斑変性症、肺炎、
肺気腫、パーキンソン病、アルツハイマー病、感染症、
末梢循環不全など

まず、活性酸素とは何か、活性酸素がもたらす害とは何かを説明しましょう。

活性酸素は、通常の酸素が変質したもので、強い反応性を示し、強力な酸化力を持っています。酸化とは、酸素がほかの物質と結びつく反応のことです。鉄は空気（酸素）にさらされ続けると、ボロボロにサビて崩れてしまいます。これが酸化です。

活性酸素は諸刃の剣です。強力な酸化力で、体内に侵入してきたウイルスや細菌を殺し、排除する大切な役割を担っています。

ところが、必要以上に増えると害をもたらします。活性酸素は、細胞膜や細胞のなかの遺伝子を酸化して障害を与えるのです。

例えば、活性酸素は、血管拡張作用のある一酸化窒素（ＮＯ）と反応して、血管を収縮させ、その結果、高血圧を引き起こすことになります。

ウイルス性の膵臓炎《すいぞうえん》では、膵臓のβ《ベータ》細胞がやられると、ブドウ糖を細胞に取り込むインスリンの生成がとどこおり、糖尿病の発症を促します。

あるいは、血液中のＬＤＬ（悪玉）コレステロールが酸化されると、過酸化脂質ラジカルになって血管を傷つけ動脈硬化が進み、心筋梗塞や脳卒中のリスクを高めます。

過酸化脂質ラジカルは、活性酸素が体内の脂質を酸化することによって生じる毒性成分で、細胞の傷害や、さらには肌の老化を加速させてシミやシワを作ったり、アルツハイマー病を引き起こしたりすることがわかっています。この過酸化脂質ラジカルは寿命が長いので、発生場所より遠くまで到達します。

活性酸素はがんの発生・成長を促進する

がんの発症にも活性酸素が密接にかかわっています。

体内では、たえず新旧の細胞が入れ替わる新陳代謝が行われています。古くなった細胞の遺伝子情報は、新たに生まれる細胞に正確にコピーされます。

ところが、活性酸素によって細胞内の遺伝子（ＤＮＡ）が傷つけられると、遺伝子のコピーミスが起こり、がんの芽となる変異細胞が生じます。

遺伝子に異常をきたした細胞は、毎日数千単位で生まれています。しかし、体には異常になった自己細胞を認識し排除する「アポトーシス」といわれるシステムがあり、それにより排除すべき細胞は自滅死します。それでも生き残った前がん細胞は、普通は免疫システムにより識別され、がんを芽のうちに摘み取り発がんを防ぎます。

ところが、加齢などで免疫力が低下すると、がんの芽を排除できずに本物のがんの発症にいたります。
がんは次の3段階を経て悪性化します。

第1段階　イニシエーション

炎症やタバコ・排気ガスなどの発がん物質、ウイルス、紫外線などが活性酸素を発生させて遺伝子にコピーミスが起こり、がんの芽が生まれます。

第2段階　プロモーション

発がん物質や炎症を起こす物質、さらにはホルモンなどが、がん化促進物質として働き、がんの芽となる細胞が分裂・増殖します。活性酸素や炎症を起こす物質は、強力ながん化促進物質です。
この段階で細胞は前がん状態となり、不死化（※）状態になります。ただし、このときまでは、がん本来の悪性の性質（転移や異常増殖など）を持っていません。

第3段階　プログレッション

免疫システムが見逃したがん細胞は、増殖し続けているうちに、より悪性度の強い本物のがん細胞に変異していきます。ここでも活性酸素は炎症を引き起こす物質であり、がん細胞の増殖を促します。

がんが発生・成長するまでの3段階いずれの場合においても、抗酸化物質であるファイトケミカルは有用です（149ページの図参照）。

野菜スープは活性酸素を撃退して万病を防ぐ

人間は活性酸素から逃れることができません。なにしろ呼吸で取り込んだ酸素のうち、2％は体内で活性酸素に変わるからです。

さらに、炎症や紫外線、放射線、電磁波、食品添加物、環境汚染物質、タバコ、ストレス、ウイルス感染などでも活性酸素が発生することがわかっています。また、体を守る免疫反応でも発生します。

そのため、私たちの体には、活性酸素を消去する抗酸化物質を作る働きが備わっており、本来は自力で体の酸化を防ぐことができます。

活性酸素を消去する物質のことを「スカベンジャー」と呼びます。よく知られているのは、ＳＯＤ（スーパー・オキサイド・ディスムターゼ）と呼ばれる酵素です。

理想は、活性酸素の量に対して、活性酸素を消去するスカベンジャーの量がじゅう

活性酸素の害から逃れるには
野菜スープの摂取しかない

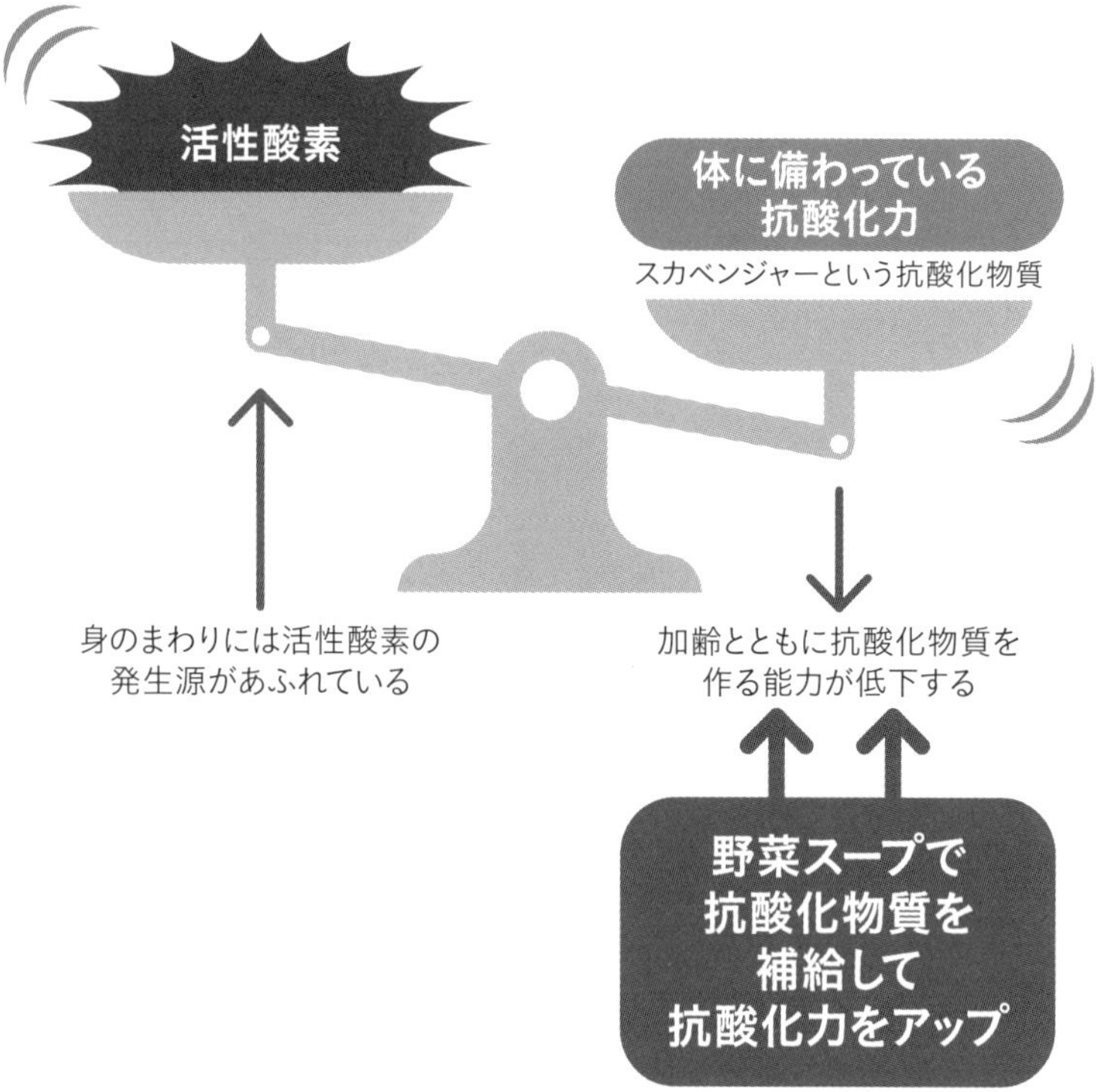

活性酸素
体に備わっている
抗酸化力
スカベンジャーという抗酸化物質
身のまわりには活性酸素の
発生源があふれている
加齢とともに抗酸化物質を
作る能力が低下する
野菜スープで
抗酸化物質を
補給して
抗酸化力をアップ

ぶんにあって、両者のバランスがとれていることです。

しかし現実は、加齢とともに抗酸化力や免疫力はどんどん低下し、身のまわりには活性酸素の発生源となるものがあふれています（右ページの図参照）。

自力で活性酸素を処理しきれなくなると、体の酸化が進み、老化が加速し病気にかかりやすくなります。

この手ごわい活性酸素の攻撃から身を守る方法が野菜スープを飲むことなのです。

次項で、野菜が大量に持っている抗酸化物質についてお話ししましょう。

※細胞の不死化：がん細胞は、正常細胞と異なり、いつまでも生き続けます。古くなって枯れ落ちて自然に死ぬこと（これをアポトーシスという）がなくなり、いつまでも生存して、ついにはがん化へのステップが始まります。

野菜は活性酸素を消去する抗酸化物質と免疫力を高める食物繊維の宝庫

野菜には多種多様な抗酸化物質が含まれている

野菜には多種多様な抗酸化物質が含まれています。スープにするとさまざまな抗酸化物質が溶け出し、ヒトはスープを食べることで抗酸化力を強化することができます。代表的な抗酸化物質である「ファイトケミカル」「ビタミン類」「グルタチオン」をご紹介しましょう（左ページの図参照）。

●ファイトケミカル

抗酸化物質のなかでも大きな役割を持つのがファイトケミカルです。

ファイトケミカルは、植物が紫外線や害虫、カビ、細菌などの脅威から身を守るために、自ら作り出す化学物質の総称です。

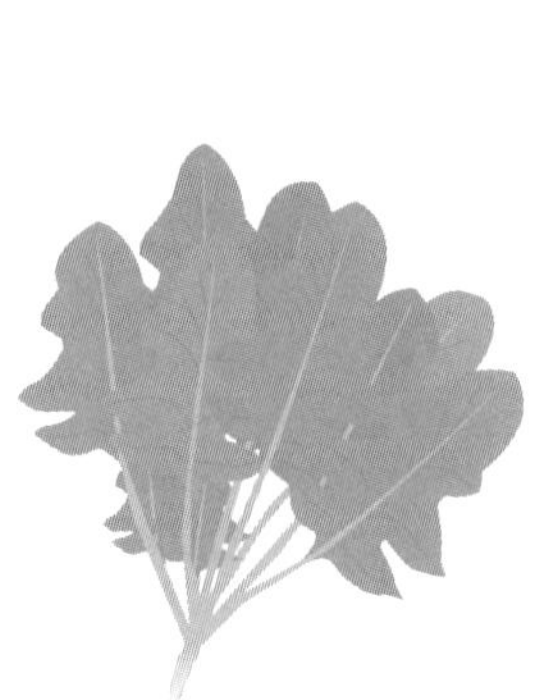

野菜に含まれる活性酸素を消去する代表的な「抗酸化物質」

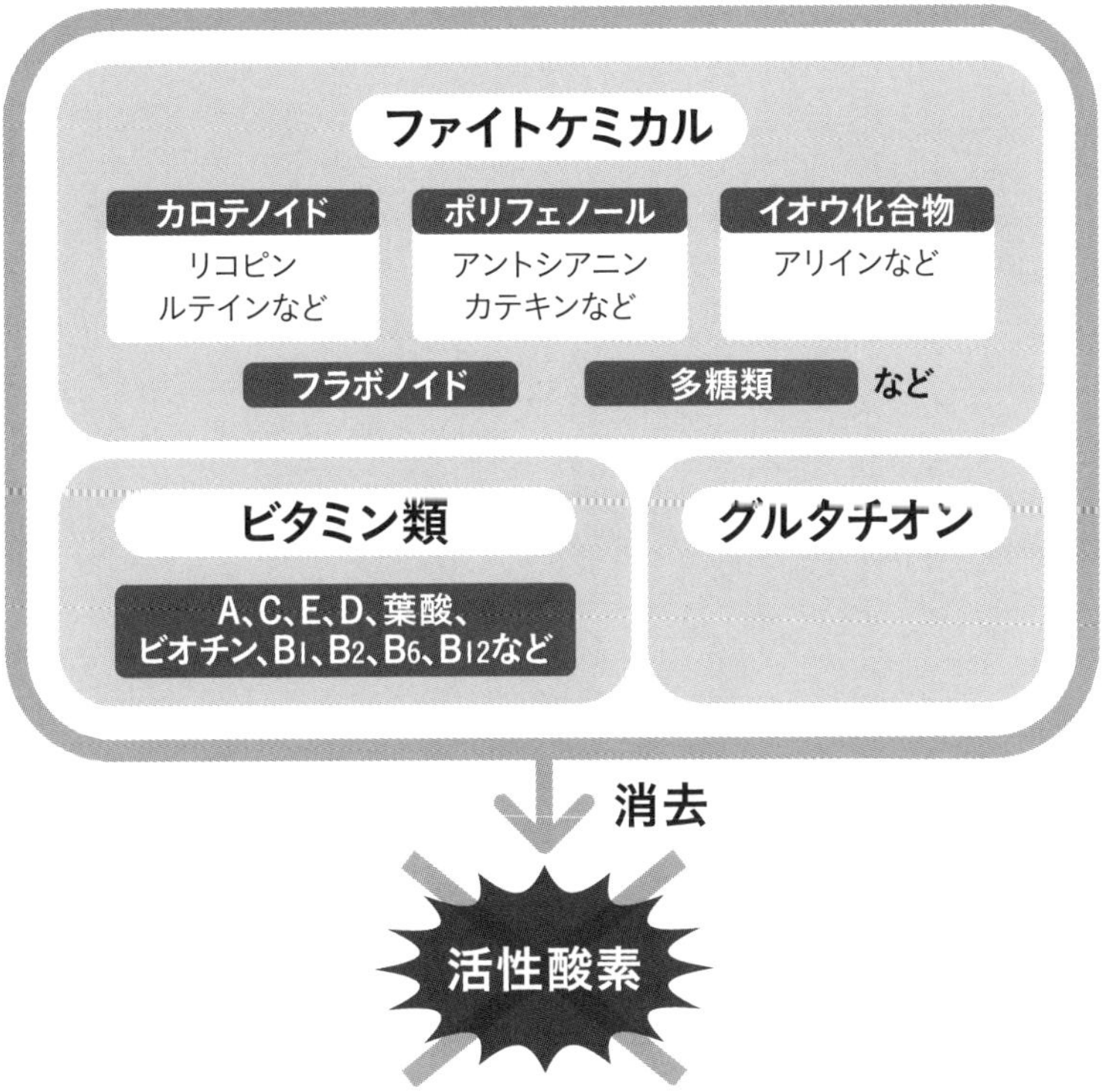

植物の香りや色、渋み、苦み、アクなどの成分で、たんぱく質や糖質など通常の栄養素とは異なった働きをします。その種類は1万種を超え、9割が野菜や果実などの植物性食品に含まれています。

ファイトケミカルの特筆すべき働きは、強力な抗酸化作用です。植物には一年中、太陽光の紫外線が降り注いでいます。人間が植物と同じように紫外線を浴び続ければ、白内障やがん発症のリスクは間違いなく高くなりますが、植物はがんになりません。ファイトケミカルを作って活性酸素を消去できるおかげといえましょう。

人間はファイトケミカルを作ることができないので、食事からとる必要があるのです。ファイトケミカルは、身近な野菜にたくさん含まれています。

ファイトケミカルには、例えば次のようなものがあります。

・カロテノイド

赤や黄色、オレンジの色素成分です。抗酸化作用が強く、がんや生活習慣病を抑制する働きや、シミの予防、目の健康を守る効果があります。トマト、ニンジン、カボチャ、ホウレンソウ、ブロッコリーなど緑黄色野菜に多く含まれています。

・ポリフェノール

黄色い色素成分で、強力な抗酸化作用を発揮します。タマネギに含まれるケルセチン、ブルーベリーや赤ワインのアントシアニン、お茶のカテキン、野菜のフラボノイドなどに代表されます。

・イオウ化合物

ニンニクのアリインは、強い抗酸化作用があり、がん予防効果があります。ニンニクとタマネギのイソアリインは血液をサラサラにする効果が知られています。

●ビタミン類

野菜や果物に豊富なビタミン類は、優れた抗酸化作用を発揮します。

例えば、ニンジンやカボチャに多く含まれるβ《ベータ》‐カロテンは、体内でビタミンAに変わり、ビタミンEと一緒になって細胞膜や血液中の脂質の酸化を抑えます。

ビタミンCは、血液中を流れるさまざまな活性酸素を消去するとともに、免疫力を高める、シミを防ぐなど、病気の予防やアンチエイジング効果を発揮します。

ビタミンEはトコフェロールとも呼ばれ、毒性のある脂質ラジカルという活性酸素を消去します。その際、ビタミンE自身が活性酸素と同じ働きをするトコフェロールラジカルになるのですが、ビタミンCによって中和され抗酸化力を回復します。

これら3つのビタミンは、「抗酸化ビタミンのエース」（ACE）と呼ばれ、単独で働いたり、ほかのビタミンやファイトケミカルと協力したりして健康効果を高めます。

●グルタチオン

グルタチオンはイオウを含む物質で、活性酸素のなかでも特に毒性が強い脂質ラジカルを消去して、がんや炎症を予防します。強力な抗酸化力があることから、慢性炎症（慢性肝炎、皮膚炎、口内炎）や白内障、動脈硬化の治療薬としても用いられています。

体内でもグルタチオンは作られていますが、年齢とともに生成量は減ってしまいます。野菜スープでグルタチオンを補いましょう。緑黄色野菜のパセリ、ホウレンソウ、ブロッコリーに多く、ピーマン、カリフラワー、ジャガイモにも含まれています。

がんの発生段階すべてにおいて活性酸素を抑え込む

別項（１４０ページ）でがんの３つの発生段階のすべてにおいて、活性酸素がかかわっていると述べました。第１段階（イニシエーション）→第２段階（プロモーション）→第３段階（プログレッション）の３段階です。

なかでも、最も毒性の強い活性酸素が「脂質ラジカル」です。脂質ラジカルは寿命が長く、何時間も存在して体内をグルグルまわり続け、細胞膜に入り込んで遺伝子を破壊してしまいます。脂質ラジカルは、がんの第２段階から第３段階の過程に密接にかかわっていると考えられます。

がん予防に果たす
野菜に含まれるファイトケミカルの役割

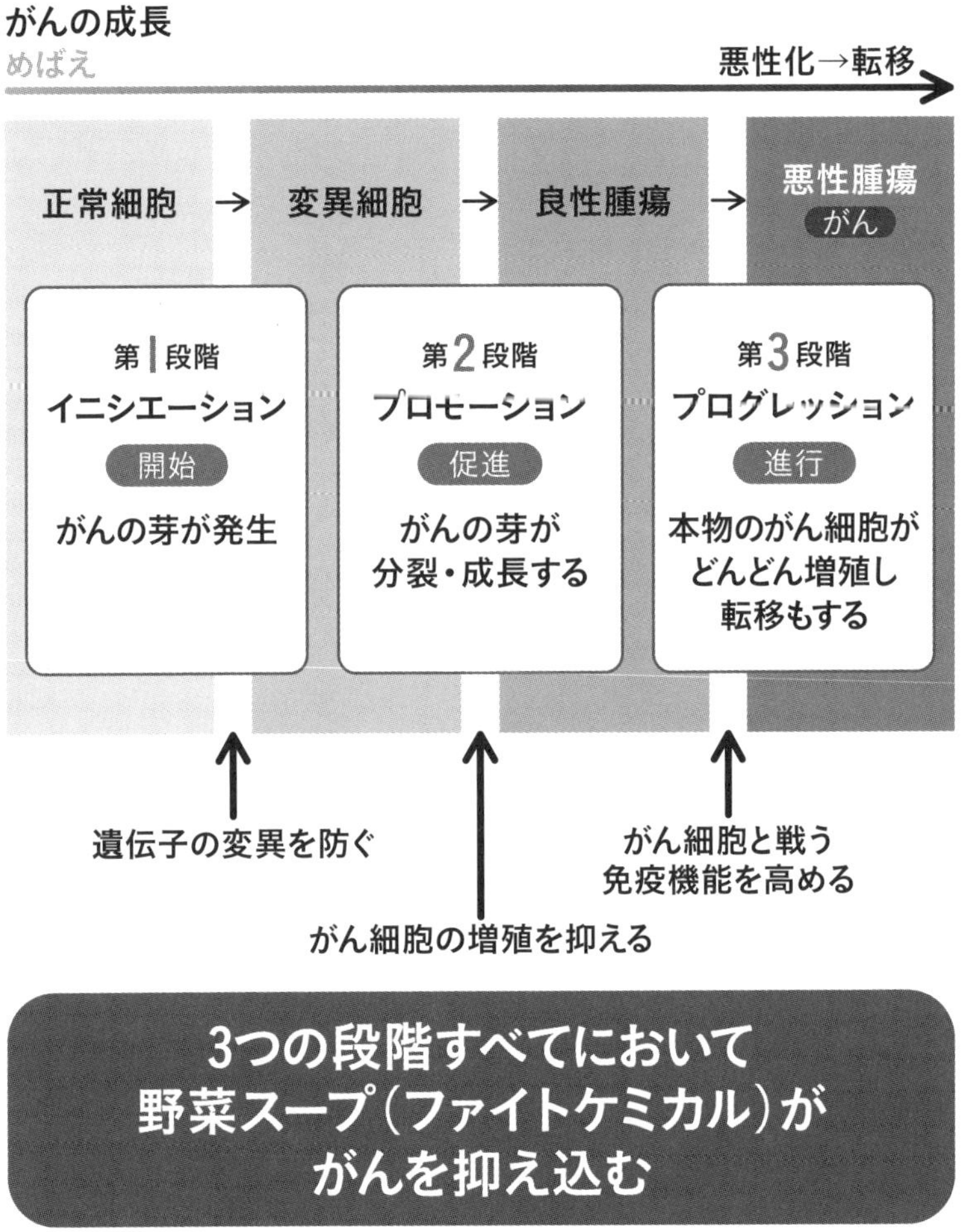

ということは、がんの発生、促進、進行の各段階において活性酸素を消去できれば、がんを抑えることが可能になるということです（前ページの図参照）。

私たちは、この毒性のある脂質ラジカルを野菜スープが消去して、遺伝子の損傷を抑えるだけでなく、がん化の促進も強く抑えることを実験で確認しています。

野菜スープの食物繊維が免役力を高める

野菜スープには、抗酸化物質のほかにも有用な成分が含まれています。それは食物繊維です。

野菜スープに溶け出している水溶性食物繊維と不溶性食物繊維は、どちらも腸内の善玉菌を増やす働きがあります。善玉菌が増えると、腸内環境がよくなり便通がよくなるだけではありません。多くの研究で、善玉菌を優勢に保つと免疫力が高まることが明らかになっています。

さらに水溶性食物繊維は、白血球を直接活性化する働きもあります。

野菜スープを食べて抗酸化力と免疫力を強化すれば、がんや生活習慣病の予防に役立ち、新型コロナウイルス感染症の予防効果も期待できます。

野菜はスープにすると活性酸素を消去する働きが10〜100倍になる

ファイトケミカルを抽出するには加熱がベスト

病気を予防するには、野菜を積極的に食べてファイトケミカルをとることが大切です。ただし、野菜をサラダなどにして生のまま食べても、ファイトケミカルをとることができません。

野菜のファイトケミカルの多くは、細胞のなかに閉じ込められています。細胞を包む細胞壁は、頑丈なセルロースという食物繊維でできており、ファイトケミカルを取り出すには細胞壁を壊す必要があります（次ページの図参照）。

ところが、人間の胃や腸の消化管内の消化酵素ではセルロースを消化できません。野菜を噛んだり、包丁やジューサーで粉砕したりしても細胞壁は壊れないのです。こ

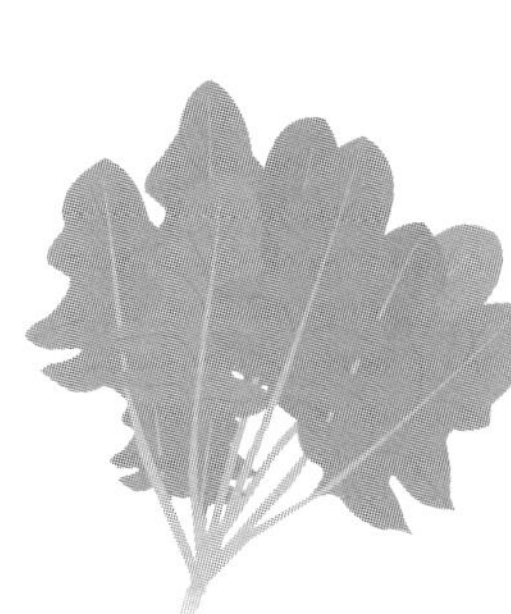

野菜の有効成分は
野菜を加熱して細胞を壊さないと吸収されにくい

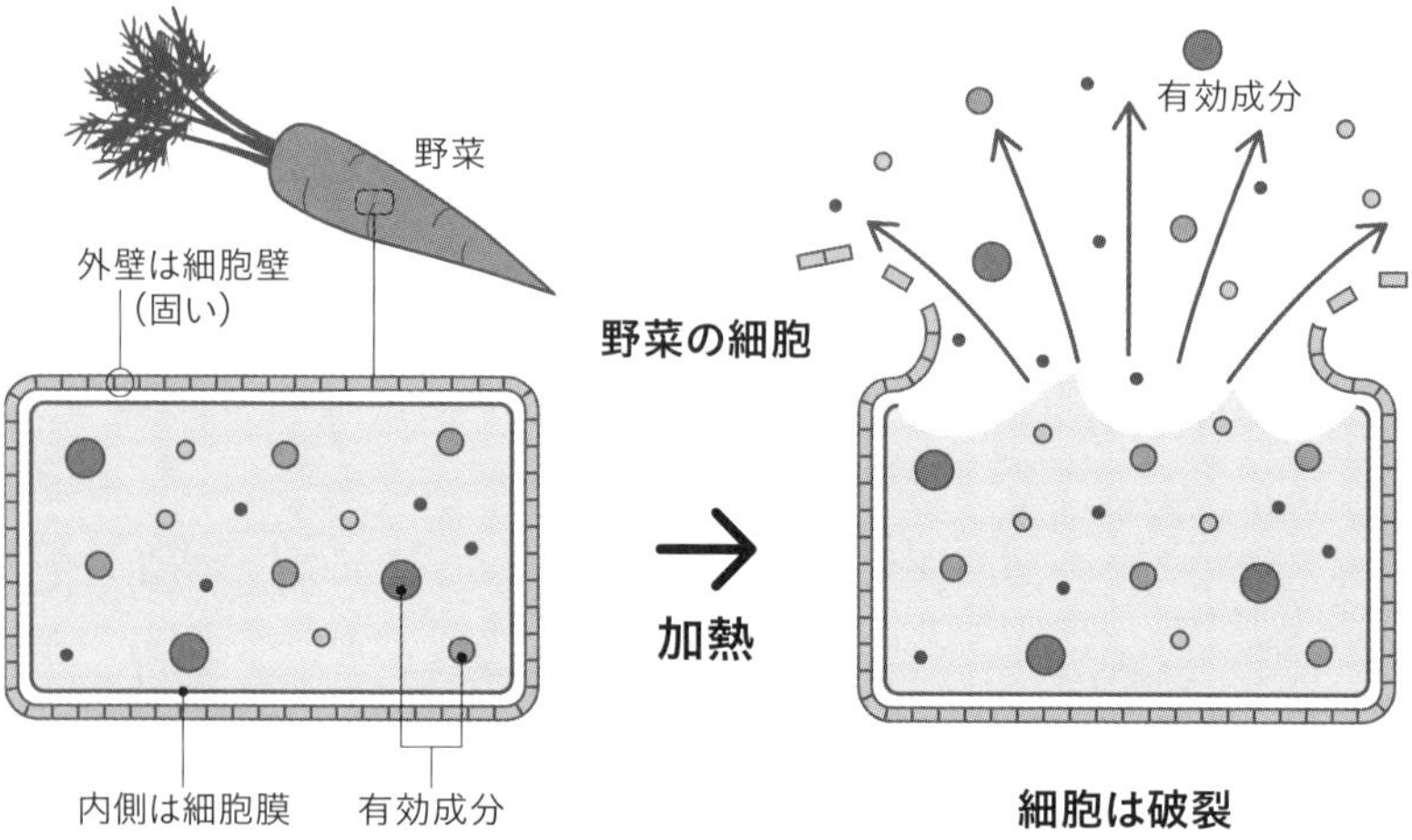

野菜の細胞は、固い構造の細胞膜でおおわれていて、噛む程度では壊れない。
しかし、5分程度95～100℃のお湯で煮ると細胞壁が壊れ、細胞内の成分の80％以上は煮汁（スープ）に溶け出てくる。
野菜は加熱してスープにしたほうが有効成分の吸収が格段によくなる。

のため野菜を生で食べてもファイトケミカルが効率よく体に入っていきません。

実際、生のまま野菜を食べた後に検便を行って便を観察すると、野菜の細胞は未消化のままそっくり便に排泄されています。

頑丈な細胞壁を壊す最も簡単な方法は、野菜を加熱してスープにすることです。ほとんどの野菜は、5～10分ゆでると細胞壁が壊れ、細胞内の有効成分の8割がたはスープに溶け出してきます。

私たちの実験では、生野菜をすりつぶしたものより、野菜を5分煮出したゆで汁（スープ）のほうが、抗酸化力は10～100倍も強いことがわかっています。これは、ファイトケミカルがスープに溶け出ていることを示しています（次ページの図参照）。

ファイトケミカルは熱に強く、加熱してもその効果は失われません。スープには、フラボノイドやポリフェノール、カロテノイドなどが大量に溶け出しています。さらにはビタミン類やミネラルも豊富です。

これらスープに溶け出している有効成分は、腸で効率よく吸収され、血液の流れにのって全身で強力な抗酸化パワーを発揮します。活性酸素の攻撃から身を守り、病気を予防するには、生野菜ではなくスープでとるのがベストということです。

加熱してもビタミンCは失われない

一般に、かつては野菜を加熱するとビタミンCが壊れると考えられていました。しかし、その心配はありません。野菜を加熱するとビタミンCが壊れるというのは、ビタミンCを単体で用いる実験での話です。純粋なビタミンC（アスコルビン酸）を溶

生野菜とスープにした場合の抗酸化力の比較

野菜スープ（ゆで汁）のほうが抗酸化力は強い

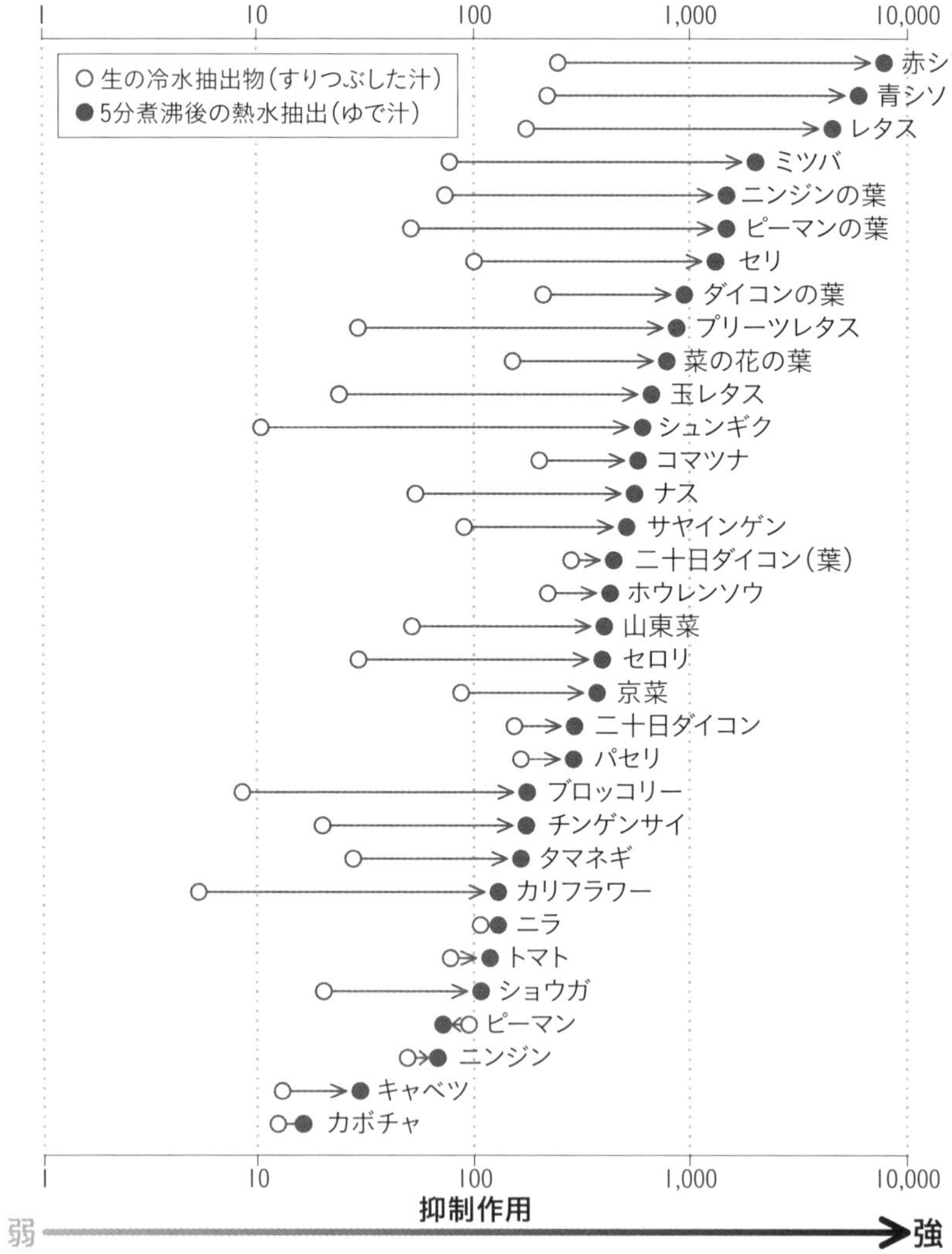

※野菜の生の冷水抽出物と、5分煮沸した後の熱水抽出成分で、脂質ラジカルに対する抗酸化力を調べた。
※数字が高いほど活性が強い。ほとんどの野菜は煮沸後にスープの抗酸化力の値が上昇する。

出典：Maeda H　et al.,Jpn.J.Cancer Res. 83(9),923-928(1992)

かした水を10～20分沸騰させた場合、90～100％のビタミンCが酸化して壊れ、栄養価が失われます。ビタミンC単体では、たしかに加熱に弱いのです。

一方、野菜を加熱してスープにすると、ビタミンCはどうなるのでしょうか？

野菜に含まれるビタミンEやファイトケミカルなどのさまざまな抗酸化物質の働きで、ビタミンCは安定化し、壊れにくくなるのです。

例えば、ジャガイモを30分、沸騰水（湯）で煮ても、元のビタミンCは約60％ほどは残っています。野菜スープのビタミンCはスープに溶け出しているので、スープを飲めばいいのです。

野菜をまるごと煮た場合、いくつもの成分が協力して互いを安定させるので、抗酸化力も栄養価も失われません。むしろ吸収率が上がり、栄養的価値も上がります。

野菜の具にも、抗酸化物質や食物繊維などの有効成分が残っているので、スープと一緒に具も食べましょう。

加熱すると野菜のカサが大幅に減るので、スープを食習慣にとり入れることで、野菜の摂取量を無理なく増やすことができます。

野菜スープはがんの予防や治療中・治療後のQOLを高めるのに役立つ

予防的にスープを飲んでいたマウスのがんが一番小さかった

「継続は力なり」という言葉がありますが、これはがんをはじめとする多くの慢性疾患の予防にもいえることです。野菜スープを常食することで抗酸化力、免疫力が強くなり病気に負けない体をつくることができます。野菜スープを食べていれば、100%がんを予防できるとは断言できません。しかし、普段から野菜スープを食べていると、がんになってもがんの成長を抑え、寿命を延ばす可能性があります。

クマイ笹の抽出液（スープ）を用いた実験をご紹介しましょう。

クマイ笹のスープには、強力な抗酸化力を持つレダクトン（※）や多くの糖質が含まれており、それらは免疫力を高める作用もあることがわかりました。

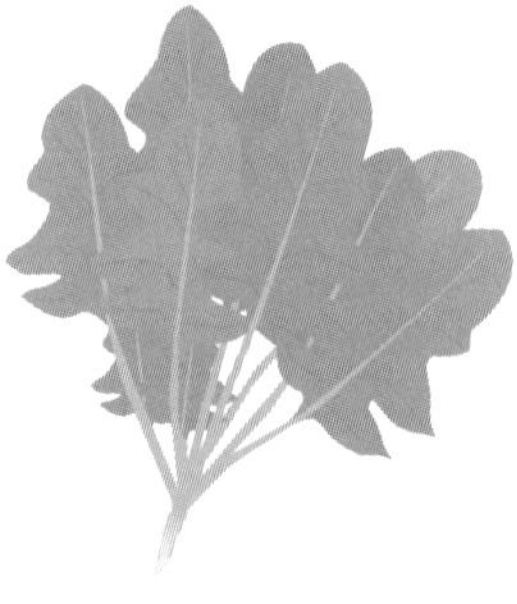

図1 がんが一番小さかったのは予防的にスープを飲んでいたマウス

クマイ笹の抽出液（スープ）の投与開始時期を違えて、
マウスのがんの大きさを調べた。

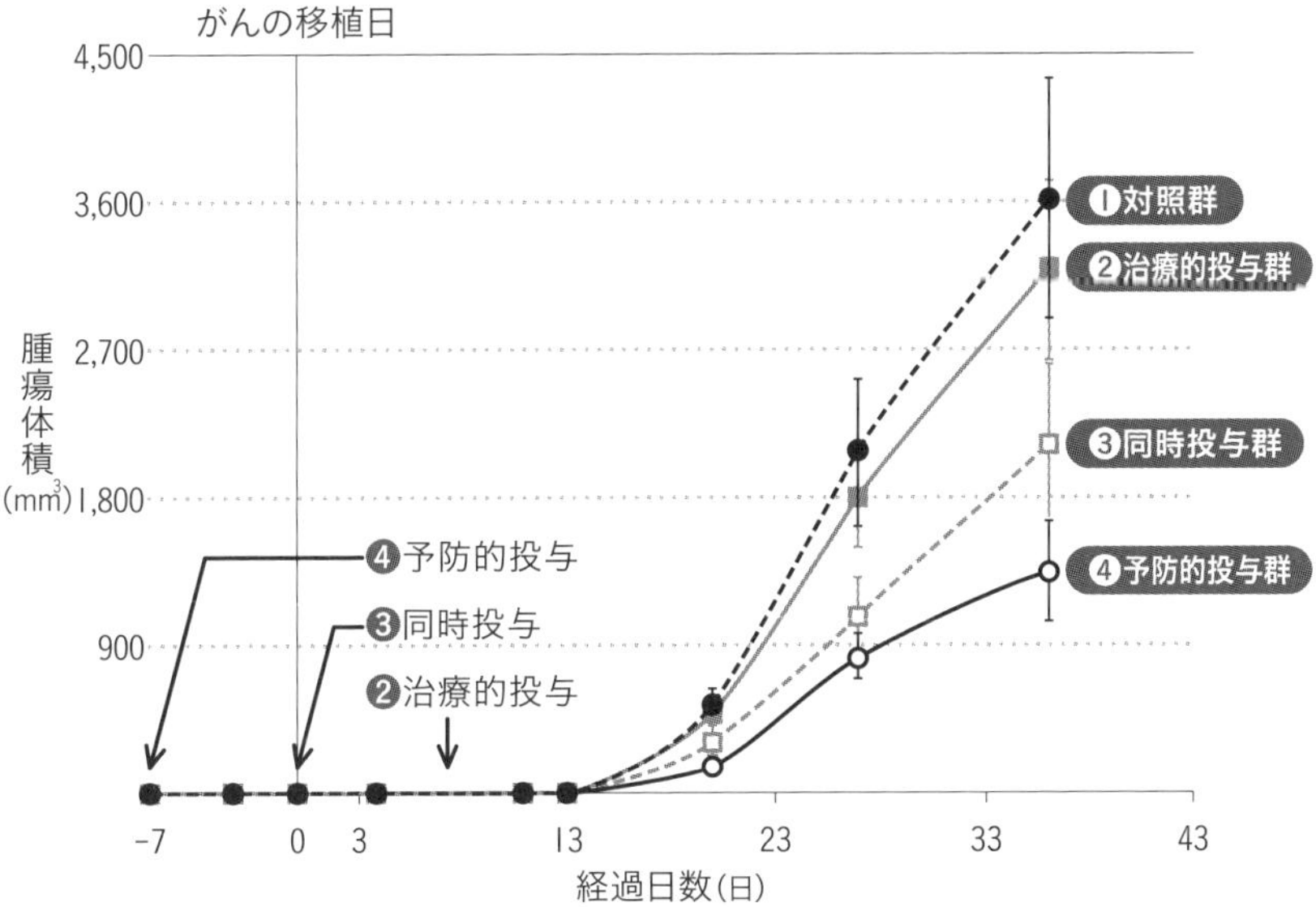

がんを移植した4つの群のマウスにおけるがん増殖抑制効果：がんの大きさの比較
（クマイ笹の抽出液を与えない群と与える時期を３つにずらした群で検討）

❶対照群…………通常のエサだけを与えて、がんを移植した**（無処置のがんモデル）**

❷治療的投与群…通常のエサで飼育し、がんを移植した7日後、がんが大きくなってからクマイ笹抽出液に切り替えた**（進行がんのモデル）**

❸同時投与群……通常のエサで飼育し、がんの移植と同時にクマイ笹抽出液に切り替えた**（早期がんのモデル）**

❹予防的投与群…がんを移植する7日前からクマイ笹抽出液を与えた群**（予防的接取のモデル）**

出典：Seki T and Maeda H.,Anticancer Res. 30,111-118(2010)

そこで私たちは、がんを移植したマウスを4つの群に分け、がんの大きさや生存日数を比較しました。

①通常のエサだけ与えて、がんを移植した対照群（クマイ笹スープなし。無処置の群に相当）

②通常のエサで飼育し、がんを移植した7日後、がんが大きくなってからクマイ笹スープを加えたエサ（以下、クマイ笹）に切り替えた群（進行がんになってから摂取した群に相当）

③通常のエサで飼育し、がんの移植と同時にクマイ笹に切り替えた群（早期がんを発見したときから摂取した群に相当）

④がんを移植する7日間前からクマイ笹を与えた群（予防的に日頃から摂取した群に相当）

実験の結果、通常のエサだけを与えたマウス（①の対照群）に比べて、クマイ笹を与えた群は、3つともがんの大きさが抑えられていました（前ページの図1参照）。がんの大きさは、がんを移植する前から予防的にクマイ笹を与えた④群が最も小さく、次はがんの移植と同時にクマイ笹を与えた早期がん相当の③群、がん移植後にクマイ笹を与えた進行がん相当の②群の順に抑えられていました。

図2 がんになっても スープを飲んだマウスは長生きだった

クマイ笹の抽出液(スープ)の投与開始時期を違えて、
がんマウスの生存率を調べた。

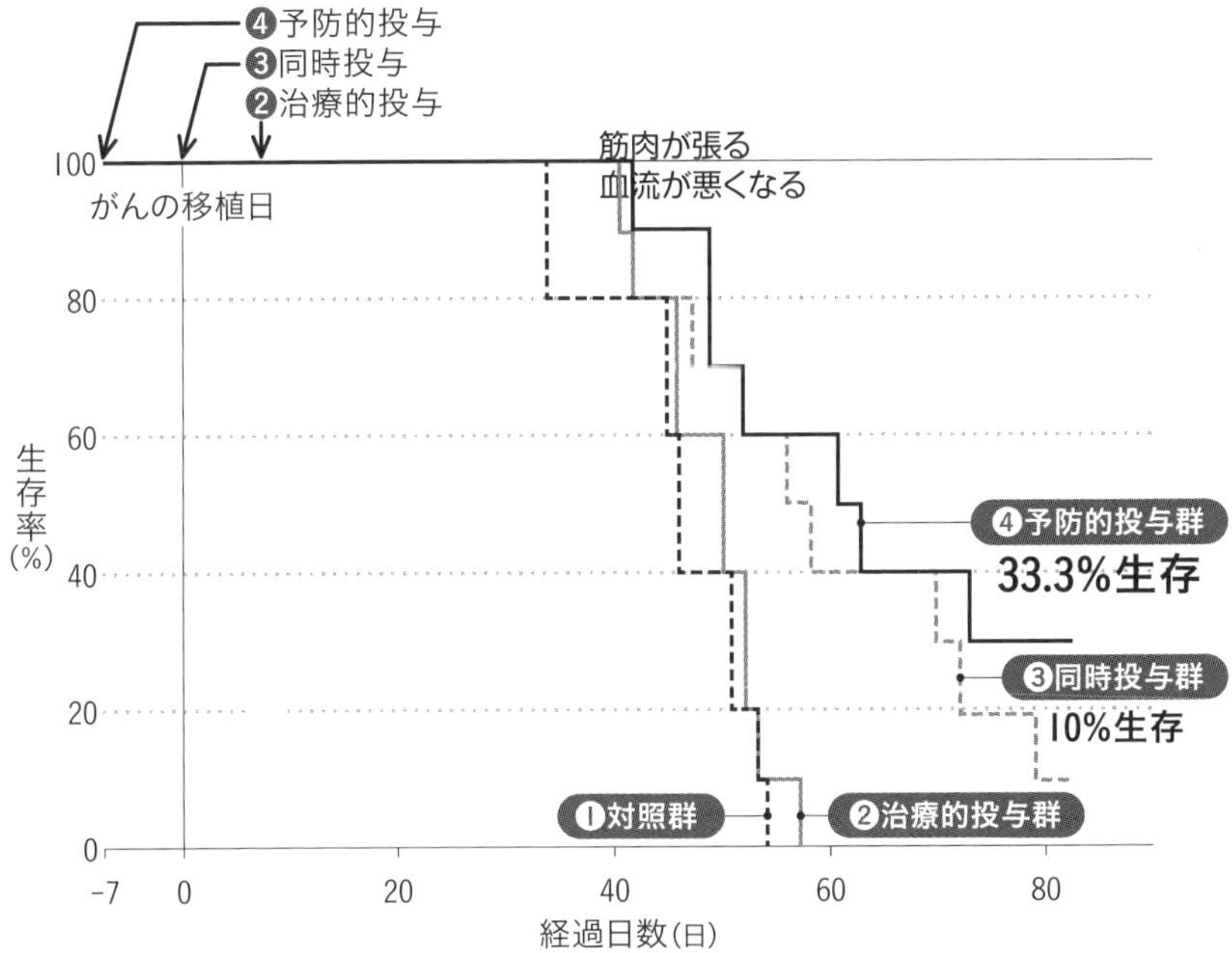

がんを移植した4つの群のマウスにおける免疫活性機能の影響：生存率の比較
(クマイ笹の抽出液を与えない群と与える時期を3つにずらした群で検討)

❶対照群…………通常のエサだけを与えて、がんを移植した**(無処置のがんモデル)**

❷治療的投与群…通常のエサで飼育し、がんを移植した7日後、がんが大きくなってから
クマイ笹抽出液に切り替えた**(進行がんのモデル)**

❸同時投与群……通常のエサで飼育し、がんの移植と同時に
クマイ笹抽出液に切り替えた**(早期がんのモデル)**

❹予防的投与群…がんを移植する7日前からクマイ笹抽出液を与えた群**(予防的接取のモデル)**

出典：Seki T and Maeda H.,Anticancer Res. 30,111-118(2010)

がんが抑えられ、がんになっても寿命が延びる可能性

これらのがんを持つマウスの生存日数を見てみると、クマイ笹を与えなかった①の対照群は、55日以内にすべて死亡しました。しかし、予防的にクマイ笹を与えた群④と、がんが小さい早期がん治療群③では、80日たった時点でも、それぞれ33％と10％と生存していました（前ページの図2参照）。

さらに、ここの図にはありませんが、がんが大きく進行がんになった状態にクマイ笹スープを治療目的で投与した群でも、がんの増殖はやや抑えられ、120日後でも10％が生存し、有意に生存率が伸びました。マウスの寿命は約2年ですから、120日は人間の約5年に相当します。

クマイ笹のスープの効果は、そのスープに含まれる豊富な抗酸化物質と食物繊維（グルカン類）によるものです。クマイ笹を野菜スープに置き換えてみましょう。野菜スープは抗酸化物質と食物繊維の宝庫です。

つまり、この実験からいえることは、野菜スープを食べて日頃から抗酸化力や免疫力を強くしておけば、がんの発生を抑えることができ、がんになったとしてもその増

殖スピードは抑えられ、寿命が伸びる可能性があるということです。

がんの治療中・治療後の養生食として

野菜スープは、がんの治療中や治療後のＱＯＬ（生活の質）を高める養生食としても最適です。抗がん剤の副作用で「何も食べられない」とおっしゃる患者さんのお話をよくよくうかがってみると、「飲むものならなんとかとれます」という声が多く聞かれます。野菜スープは食べやすく、無理なく栄養をとることができ、体の衰弱を防ぐことができます。

「味覚が変わって、何を食べてもおいしくない」という悩みも、スパイスや調味料を使ったり、だしをきかせたりして好みの味にアレンジすれば解決できます。暑い夏にはスープを冷やすと、口当たりがよくなって飲みやすいという人もいます。

また、野菜スープに豊富な食物繊維をとることにより、腸内細菌叢（腸内フローラ）の善玉菌を増やし、免疫力を高めることにつながります。その具体例として、読者からは「抗がん剤の治療中にスープを飲み始めたところ、食欲が戻り、白血球が減らなくなり治療を続けられた」という声が寄せられています。

食道や胃腸を手術した後の栄養補給にも最適

食道や胃腸の手術後の栄養補給にも野菜スープは役立ちます。

食道がんの手術後は、主として静脈からの点滴による栄養補給になります。その後、白湯からお茶、次に一分がゆ、六分がゆなど、術後しばらく流動食しか食べられないなどの後遺症が続きます。

胃がんで胃の切除手術を受けた場合も、当初は口から固形の食物は無理で、食道がんのときと同様です。それに加えて、術後の化学療法などがあると、食事が思うように食べられなくなったり、食欲がわかなくなったりします。

このような場合、野菜スープは最適です。これにカロリーと栄養のあるチキンスープを加えるとなおいいでしょう。鶏ガラでだしをとって、ポタージュにした野菜スープに加えると、こうした悩みも解決できます。野菜は、タマネギ、カボチャ、ニンジン、コマツナ、ホウレンソウなど胃腸にやさしいものを使いましょう。

※レダクトン：食物繊維のグルカン類の加水分解物、分解縮合物などで、抗酸化力が強い。

コラム

油の実験でわかった抗酸化物質とがん予防との関係

抗酸化物質の豊富な焙煎ナタネ油はがんを抑えた

炒め物やドレッシングなど調理でよく油を使う人は、油選びにも気をつけたいものです。健康を左右するのが油の色です。

特に濃い緑色や金色のエクストラバージンオリーブオイルは、製造する過程で特別な精製は何も行われず、圧搾し濾過《ろか》されただけのものです。原料であるオリーブの種子（実）に含まれているファイトケミカルのカロテノイド、ポリフェノールなどがそのままの油の色になっています。これらは抗酸化物質です。

焙煎《ばいせん》ナタネ油はナタネの種子を焙煎し、圧縮して搾り出したものです。搾りたては黒色に近いのですが、ほどほどの精製では黄金色になっています。これには抗酸化力が抜群のキャノロールが入っています。その抗酸化力は、高度に精製したナタネ油の300倍もあります。

精製されていない油は抗酸化物質が豊富で強力な抗酸化力があり、活性酸素のなかでも強力な毒性の脂質ラジカルの発生を抑える働きが期待できます。

最近の発見によれば、ポテトチップスなどの揚げ物中に、問題視されているアクロ

図1 焙煎ナタネ油中の抗酸化成分（キャノロール）による胃がんと大腸がん発生の抑制

抗酸化成分によって、胃がんの発生が64%、大腸がんの発生が40%抑制された

	処理	キャノロール	がん発生率(%)	抑制率(%)
❶胃がん	ピロリ菌＋発がん剤	0.1%あり	15.0(36※)	64
	ピロリ菌＋発がん剤	なし	41.7(100※)	0
❷大腸がん	発がん剤	0.1%あり	60	40
	発がん剤	なし	100	0

❶のモデル動物はピロリ菌に感染したスナネズミ。飼料中にキャノロールを0.1%含有。発がん剤(MNU)は飲料水中に10ppm 含有。
※( )内はキャノロールなしの発がん率を100%としたときの発がん率。

出典：X. Cao他, Int. J. Cancer, 122, 1445-1454 (2008)

❷のモデル動物はICRメスマウス。飼料中にキャノロールを0.1%含有。発がん剤（アゾキシメタン ＋ デキストラン硫酸）の投与による大腸発がんモデルのデータ。

出典：J. Fang他, Carcinogenesis, 34, No.12, 2833-2841(2013)

図2 油の製造工程によって異なる抗酸化力（抗パーオキサイドラジカル活性：抗酸化力の強さ）

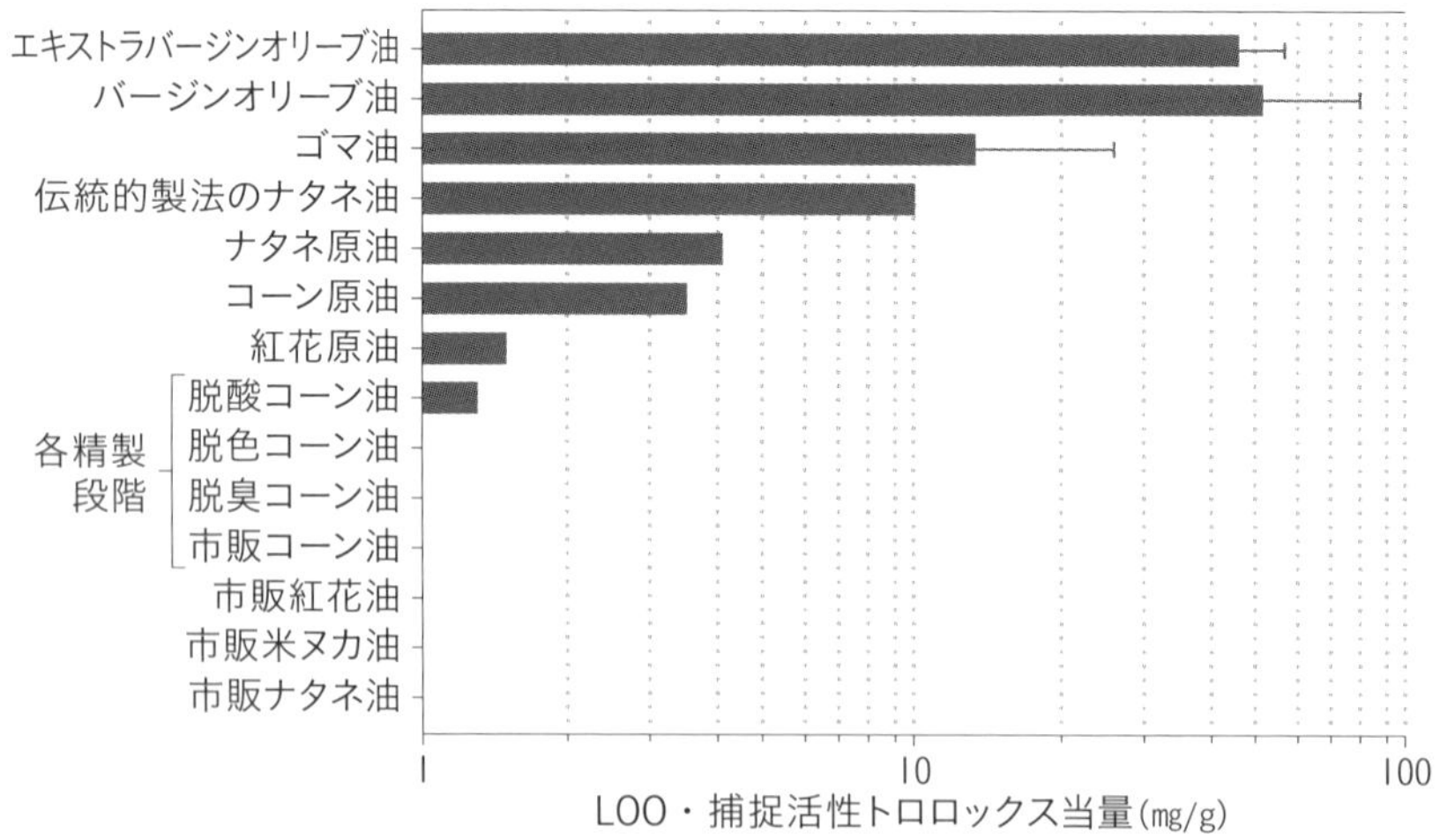

実験で発生させた発がん物質のパーオキサイドラジカル（LOO・）を抑制する効力を調べた実験。（パーオキサイドラジカルのt-BuOO・の50%を捕捉するために必要な油脂量をルミノールを用いた化学発光法で評価し、トロロックス（ビタミンE類似体）の効力と比較して表示）

出典：A. Kanazawa, H. Maeda　他: Eur. J. Lipid Science Tech., 104, 439-447 (2002)

レインと呼ばれる成分が生成されますが、キャノロールはその発がん性を消去するとの論文が出ています（J. Funct. Foods 75 (2020) 104257:On line 2020.10.28）。

私たちはマウスを用いた研究で、キャノロールがピロリ菌による胃がんや、化学発がん剤による大腸がんの発生とがんの成長を抑えることを確認しました（図1参照）。

がん予防には抗酸化力と免疫力の両方を強化することが重要

この実験でわかることは、豊富な抗酸化物質はがんの予防や抑制に役立つということ、がんの予防には抗酸化力を強化することも重要だということです。

サラダ油など無色透明の油は、製造の過程で吸着・濾過・洗浄などで高度に精製され、抗酸化物質が取り除かれています。加熱すると容易に酸化され、パーオキサイドラジカルという発がん促進物質（プロモーター）になります。酸化した油を食べると体内で脂質ラジカルが発生し、胸やけや胃のもたれ、がん発症のリスクを高めることになります。油は色つきがいいのです。右ページの図2に示したように、高度に精製した食用油の多くは、パーオキサイドラジカルを消去する力はありません。

野菜スープで未病を改善して健康を取り戻す！

体の酸化が未病の引き金

私が皆さんに野菜スープをお勧めするのは、「スープの常食が〝未病〟の改善に有効」と考えているからです。

未病とは東洋医学の言葉で、「病気ではないが健康でもない」という状態です。皆さんが聞き慣れている言葉でいいかえると「病気の予備軍」を指します。

未病には二つのパターンがあります。一つは、自覚症状はないけれど、検査で異常があるという状態です。何も手を打たなければ、いずれ病気が発症します。

もう一つは、「だるい」「疲れやすい」「肩がこる」「よくカゼを引く」など自覚症状があるのに、検査で異常が見つからないという状態です。病院では「どこにも悪いところはない」といわれ、対処しないでいると病気になってしまいます。

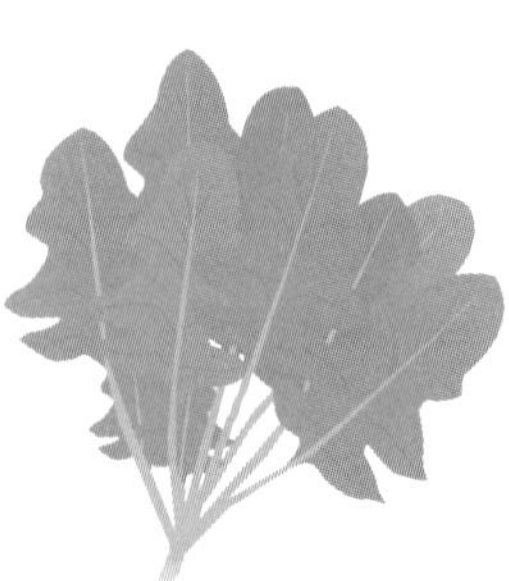

未病の背景には、体の酸化や免疫力の低下があります。すでにお話ししたように、年齢を重ねるにつれ体に備わっている抗酸化力は弱くなり、体の内外から攻撃してくる活性酸素を処理しきれなくなります。

増えすぎた活性酸素は、血管や目、皮膚、内臓の細胞を酸化して傷つけます。血管が傷つけられると血流が悪くなり、酸素や栄養が届かなくなって細胞は活力を失います。細胞は酸化されると性質や機能が変化して、正常に働くことができなくなったり、老化が早まったりするのです。活性酸素は、免疫システムを担う白血球をも酸化して防御機能を低下させたり、体のあちこちに炎症を起こしたりします。

疲れやすい、だるい、カゼをよく引くなどの不調は、活性酸素が細胞を傷つけているサインです。こうしてじわじわと病気に向かって進んでいる状態が未病です。

野菜スープで健康へUターン

小さな不調がある。検査数値がちょっと高め。ご自身の体調を振り返って思い当たったら、それが未病です。未病の段階で体をいたわればトラブルを早く解消することができます。

野菜スープは、病気に向かっている体を健康へとUターンさせる頼もしい援軍です。野菜が持つさまざまな有効成分を摂取すれば、全身の細胞が酸化から守られ、免疫力が高まって不調を自ら治す力が回復します。また、野菜には体の組織を作るために必要な成分も多数含まれています。

野菜スープのさまざまな健康効果をご紹介しましょう。

＊シミ、シワを予防してアンチエイジング

年齢を重ねるにつれ気になるのが、顔にできるシミやシワです。肌の老化を招く元凶は紫外線です。太陽光の紫外線を浴びると、皮膚の表面に大量の活性酸素が発生して過酸化脂質という毒物が生じ、皮膚組織を傷つけます。その結果、皮膚細胞が劣化し、シミやたるみをもたらします。皮膚の細胞が酸化すると茶色のメラニン色素を誘発し、シミの原因となります。

トマトのリコピン、ホウレンソウのルテインは、紫外線で生じる活性酸素を消去して日焼けやシミ、シワを防ぐ働きがあります。野菜スープにこれらの野菜を入れて常食すればアンチエイジング効果が期待できます。

＊目の老化を予防

野菜スープは白内障や加齢《かれい》黄斑《おうはん》変性症《へんせいしょう》など、目の老化予防に役立ちます。

白内障は、太陽光線から発生する活性酸素の攻撃を受け続けることで目の水晶体が劣化して発症します。水晶体がにごり、外界から光の通りが悪くなって、目のかすみやまぶしさ、視力の低下を招くのです。

加齢黄斑変性症も、太陽光線から生じる活性酸素が引き金になります。目の網膜で物を見る中心が黄斑部です。活性酸素が黄斑部にある脂質を酸化して傷つけ、視野の中心がゆがんで見えるようになります。

先に述べたルテインは、強力な抗酸化作用で活性酸素から目の組織を守ります。ルテインの豊富なホウレンソウやコマツナをスープに入れましょう。リコピンにも同様の働きがあり、トマトを入れるのもお勧めです。

*骨粗鬆症を予防

骨粗鬆症《こつそしょうしょう》は、骨の主成分であるカルシウムが減って骨がもろくなる病気です。

野菜には骨の形成に必要な成分が豊富に含まれています。例えば、ビタミンCは、骨の弾力を保つコラーゲンの合成に欠かせません。

コマツナやシュンギクには、骨を強くするカルシウムとカルシウムの吸収を助けるビタミンKも豊富です。シュンギク、ブロッコリーに多い葉酸は、骨の強化にかかわります。さらに重要なビタミンは、ビタミンDです。これはキノコに多く含まれていています。肝臓で活性型ビタミンDに変わり、骨の形成や副腎ホルモンの生成にかかわっています。

＊腸内環境を改善し病気を防ぐ

腸内環境の良し悪しは健康に大きな影響を与えます。腸内環境の状態を左右するのが、腸内細菌（善玉菌・悪玉菌・日和見菌）のバランスです。善玉菌と悪玉菌はたえず勢力争いをしており、日和見菌は増えたほうを応援します。

腸内環境を良好に保つポイントは、善玉菌を優勢にすることです。善玉菌は腸の消化吸収を高めたり、ウイルスや毒素の侵入を防いだりして体の抵抗力を強化します。

野菜に豊富な水溶性食物繊維と不溶性食物繊維は、善玉菌を増やすエサとなります。また、タマネギやゴボウ、大豆に多いオリゴ糖も善玉菌を増やします。

善玉菌が優勢になって悪玉菌の働きを抑えると便秘も解消します。悪玉菌が出す毒素の排泄もスムーズになりがん予防にもなります。長引く便秘は未病にある状態です。スープを食べておなかの調子を整えましょう。

食物繊維の働きは多彩です。水溶性食物繊維は糖の吸収をゆるやかにする働きがあり、食後血糖値の急激な上昇を防ぎ、コレステロールの吸収を抑える働きがあり、糖尿病や脂質異常症の予防に役立ちます。

別項（150ページ）でも述べたように食物繊維は、善玉菌を増やしたり、免疫をつかさどる白血球を直接活性化したりして免疫力を高める働きもあります。

＊血液・血管を守って生活習慣病を予防

生活習慣病の発症に活性酸素が密接にかかわっています。動脈硬化もその一つです。血液中のコレステロールが酸化すると過酸化脂質となって血管壁を傷つけ、血管が硬くもろくなる動脈硬化を引き起こします。動脈硬化が生じると血管の内腔が狭くなって血液の流れが悪くなり、血圧が上昇したり、血のかたまりである血栓ができたりして脳梗塞や心筋梗塞の原因になります。

セロリやタマネギ、クレソン、赤ワインやブルーベリーなどに多いフラボノイドは血液や血管の酸化を防ぐ働きに優れています。

コマツナやホウレンソウ、ダイコンに含まれる硝酸イオンや亜硝酸イオンは、腸内細菌によって「一酸化窒素（NO）」に変換され、体内のリノール酸やリノレン酸などと結合して「ニトロ化脂肪酸」になり、ニトログリセン様の機能を発揮します。それは血管に作用しNOになります。

NOには、抗酸化作用のほか、血管を広げて血流をスムーズにして血栓を防ぐ働きがあります。ニトロ化脂肪酸には、血管を広げ、血圧を下げる働きがあります。

スープでこれらの成分をとって血液、血管を守ることで、さまざまな生活習慣病の発症のリスクを抑えることができます。

＊万病の引き金になる慢性炎症を抑える

炎症には、一時的に起こる「急性炎症」と、弱い炎症がだらだらと続く「慢性炎症」があります。急性炎症の原因には、ウイルスや細菌の感染、やけど、ケガなどがあります。新型コロナウイルスの感染による炎症がまさに急性炎症です（詳細は183ページを参照）。

一方の慢性炎症は、免疫システムが長期にわたり働くことで炎症がつくられ、ウイルスや細菌がいないのに活性酸素の生成が続き、組織が傷ついて生じます。体の抗酸化力が低下して活性酸素が過剰になり、体内の酸化が進むことでも生じます。

最近の研究で炎症がくすぶり続けることで、がんやアトピー性皮膚炎、ぜんそく、関節リウマチ、認知症などあらゆる病気を引き起こすことが明らかにされています。

慢性炎症はこれといった自覚症状がなく、誰にでも起こりうるものです。ですから、日頃から野菜スープをとって抗酸化力を強化し、慢性炎症を防ぐことが大切なのです。慢性炎症の改善が今ある病気の改善にもつながります。

コラム

私の未病対策は「野菜スープ」と「運動」がんや病気予防にはこれが一番！

毎朝の運動と野菜スープは欠かせない

野菜スープは私の元気の源ですが、もう一つの源は、30年以上続けている朝の運動です。朝食の前に軽く体を動かしておくと、1日よい体調でいられます。運動のメニューと順番は決まっています。

①ボートこぎ運動10分、②柔軟体操10分
③ウォーキング30分、④自転車通勤（片道）15分

ボートこぎ運動は、ローイングマシンで行います。学生時代からボートこぎは慣れ親しんだ運動です。原稿や論文を執筆していると肩がこりますが、ボートこぎ運動を日課にしているおかげで、こりがひどくなりません。

その後、柔軟体操で全身をほぐし、ウォーキングに出ます。近所に湖があり、その周囲に広がる遊歩道を歩きます。早朝の澄みきった空気を吸いながら歩くと気分も爽快になります。こうして体を動かした後はおなかが空いているので、朝食もおいしく食べられます。はじめに食べる野菜スープの味は格別です。

野菜スープ＋運動は、皆さんにお勧めしたい未病対策です。

運動は未病を防ぎ改善する「薬」！

ウォーキングのように酸素を取り入れながら行う運動を有酸素運動といいます。有酸素運動は、血液を全身に循環させる心臓の働きと、酸素を取り入れる肺の働き（心肺機能）を高めます。

心肺機能が高くなると血流がよくなって、全身の細胞に酸素と栄養が行き渡り、老廃物の排泄もスムーズになります。内臓の働きもよくなり、免疫力も高まって病気にかかりにくくなります。多くの研究から、少し汗ばむくらいの軽い運動は、体内の抗酸化物質を増やし、体の抗酸化力を強化する効果が認められています。

ただし、息があがる激しい運動はお勧めできません。活性酸素が発生して逆効果になります。

運動は未病を防ぎ改善する「薬」です。長年、抗がん剤の研究にたずさわってきた私の結論は、「がんの予防には、野菜スープと運動が一番」ということです。

私がこれまで大きな病気もせずに元気に暮らしているのは、野菜スープをおいしく味わい、楽しく運動を続けてきたからだと思います。

コラム

葉も皮も丸ごと使うので野菜にはこだわろう

抗酸化物質が多いのは旬の露地物

野菜スープは、野菜を切って、水で煮るだけのシンプルな料理ですが、野菜は丸ごと使い、毎日食べるものなので、材料にはこだわりたいものです。

野菜を選ぶときは、ハウス栽培のものではなく、旬の露地物がお勧めです。野菜の抗酸化物質は、ハウスで栽培されたものより、太陽の下で育った露地物に多いことが私たちの研究で明らかになっています。太陽光を浴びた緑の濃い野菜ほど、抗酸化物質を豊富に含んでいます。

ニンジンやダイコンなど葉の付いた野菜は、根だけでなく葉も使いましょう。葉のほうが抗酸化力は高いのです。ニンジンやカボチャは、皮の近くに抗酸化物質が多いので、皮ごと使いましょう。また、キャベツやハクサイなど葉が重なってできている結球野菜は、外葉ほど抗酸化力が強力です。

したがって、野菜はできるなら無農薬や低農薬、有機野菜が望ましいのは言うまでもありません。栽培法にこだわたった野菜の宅配サービスもあるので、そうしたサービスを利用するといいでしょう。

日本は、農薬の許容基準がフランスなど欧米に比べ大変緩いので、できるだけ有機野菜や無農薬にこだわりましょう（この点については奥野修司著『本当は危ない国産食品』〈新潮新書〉を参照）。

とはいえ、入手が困難な場合や経済的な問題もあるでしょう。わが家でも、野菜を購入するときは、こだわりの店や道の駅、近くのスーパーなどさまざまです。

農薬の心配がある場合は、ぬるま湯で洗って使っています。

新鮮なうちに調理する

野菜の有用成分は時間がたつにつれて減少します。例えば、ホウレンソウに含まれるビタミンCは、5℃で冷蔵保存すると1週間で約半分、室温では2日で約70％も失われてしまいます。

有用成分を逃さないために、野菜は新鮮なうちに調理することが大切です。

第5章

ウイルス感染にも負けない体をつくる野菜スープの底力

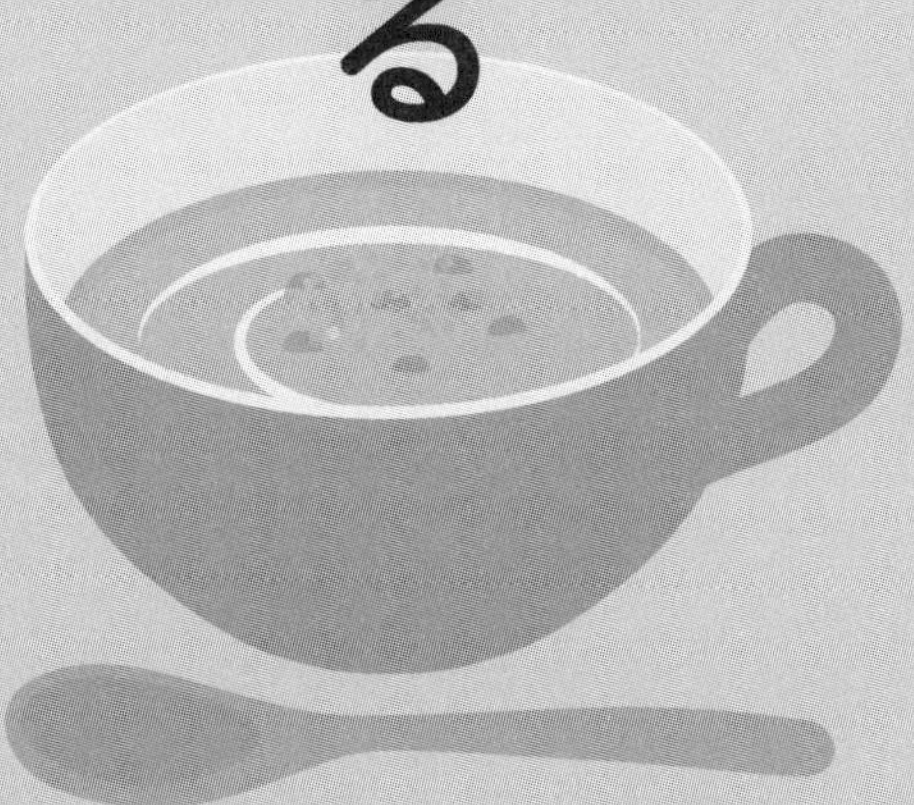

野菜スープには白血球を活性化して免疫力を高める成分が充満している

なぜ感染しても症状が出ないのか

新型コロナウイルス（ＣＯＶＩＤ-19）が世界中を震撼《しんかん》させました。長期化したコロナ禍で、「ウイルスに感染したくない。なんとか健康を保ちたい」と願いながら日々を送った人は多いと思います。

私のもともとの専門はウイルス学、細菌学、微生物学です。ウイルスや細菌が感染するしくみを調べることも研究テーマの一つです。研究で得られた知見から、野菜スープが有効な感染予防法になることを、皆さんにお伝えしたいと思います。

新型コロナ感染症では、ウイルスに感染していても、発熱やセキ、倦怠感などの症状が全く出ない人や、軽いカゼ程度の症状で治癒する人がかなりの割合（80〜90％）

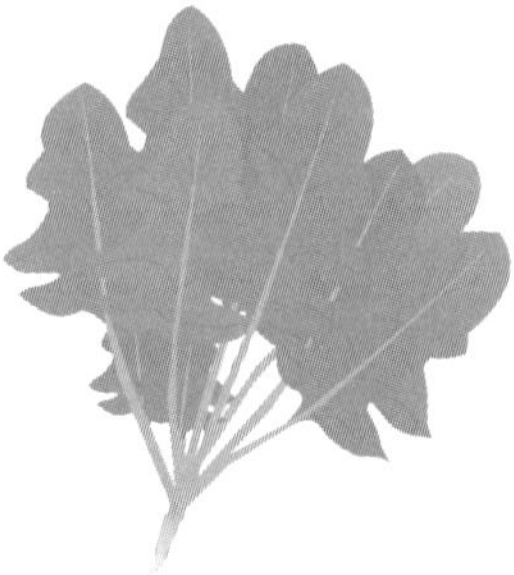

にのぼることがわかっています。

症状が出る、出ないを左右する要因については、さまざま議論されています。その一つとして考えられるのが、ウイルスの暴露量（人体に取り込む量）と個人の免疫力の働きがあります。ウイルスは種類によって毒力が異なりますが、共通していえることは暴露量が多いほど発病率、重症化のリスクが高くなるということです。

逆からいえばウイルスの暴露量が少なく、後述する免疫システムが正常に働いていれば、感染しても無症状や軽症ですんでしまうということです。

ウイルスの暴露量を減らすことが、第一の感染予防になります。

感染者のセキやクシャミ、会話などで飛び散るツバ（飛沫《ひまつ》）にはウイルスが多量に含まれており、目、鼻、口に飛沫がつくとウイルスが侵入します。

「マスクの着用」や「手洗い」「うがい」を励行し、人混みや換気の悪い密閉空間、近距離での会話や発声など、いわゆる「3密」を避けることがウイルスの暴露量を低下させることに直結するというわけです。手洗い同様、うがいも徹底しましょう。新型コロナウイルスの感染は、鼻・のど・気道を介して肺にいたる呼吸器感染症です。ウイルスの侵入口となる口やのどをうがいで洗い流すことが大切なのです（191ページのコラム参照）。

ウイルスに対する免疫のしくみは3段構えで生体を防御

ウイルスは大変手強い相手であり、マスクや手洗いなど予防対策を徹底しても体内に侵入してくる恐れはあります。そのようなときに体を防御するのが「免疫」というシステムです。

免疫とは体内に侵入してきたウイルスや細菌、あるいは体内で生じたがん細胞を攻撃して排除し、体を守るシステムです。感染の防御においては3段構えで体を防御しています。

守りの第一線は、もともと備わっている「自然免疫」です。

次の手段としては、敵が入ってくると、それを敵（抗原）として認識し攻撃する抗体を使って防御します。このシステムは「獲得免疫」と呼ばれます。獲得免疫は、後述するBリンパ球に依存した液性免疫と、Tリンパ球に依存した細胞性免疫の二つに分かれています。

もう少し詳しく説明しましょう。

「自然免疫」は、敵が侵入してくるとマクロファージや好中球、NK細胞などの白血球が、すぐさま外敵を攻撃して処理します。

マクロファージや好中球は、活性酸素を放出してウイルスを攻撃し、敵の侵入があったことを知らせるサイトカイン（185ページ参照）という信号を発信します。

NK細胞はグランザイムやパーフォリンという物質を分泌して、細胞の細胞膜に穴をあけて破壊します。マクロファージはウイルスを食べて分解したり、活性酸素を出して殺菌したりします。

感染しても無症状の人、症状が軽い人は、自然免疫の力でウイルスを排除し、一件落着となっている可能性が高いと考えられます。

この自然免疫で処理できない相手に対しては、「獲得免疫」が働きます。白血球の一種であるBリンパ球が作る抗体を使って敵を攻撃したり（液性免疫という）、Tリンパ球が感染した細胞を破壊したりして排除（細胞性免疫という）します。さらにその際、補体というたんぱく質を使ってより強力に殺菌します。

食物繊維が白血球を活性化することを実験で検証

「コロナにかかりたくない」という人は、免疫力を高める一助として、ぜひ野菜スープを実践してください。自然免疫と獲得免疫の両方とも強化する効果が期待できます。ベータグルカンなどの多糖類（食物繊維の一種）には、白血球を直接活性化する働きがあることを、私たちはマウスを用いた実験で検証しています。

マウスの血液から、マクロファージや好中球、NK細胞、T細胞などの白血球を分離し、これらに水溶性食物繊維（シイタケの熱水抽出物）を溶かした液を直接加えると、白血球が活性化して働きが高まり、病原体を殺します。例えば、マクロファージが活性化すると、侵入してきた外敵をどんどん食い殺します。このことから、水溶性食物繊維にはウイルス感染を防御する効果があると考えられます。

体内の多くの免疫細胞は腸管の近くにあって、善玉菌と協力して体の防御をかためています。近年の研究で腸内の善玉菌が増えると、免疫細胞が活性化し免疫力が高まることが明らかになっています。食物繊維には、水溶性食物繊維と不溶性食物繊維があり、いずれも腸内の善玉菌を増やす働きがあります。

このように水溶性食物繊維には、直接、間接に免疫力を高める効果があるのです。野菜やキノコを入れたスープを常食し、食物繊維をしっかりとりましょう。免疫力が高まり、新型コロナに感染しても軽症ですむか、より早い回復が期待できます。

野菜スープで抗酸化力と免疫力を高めると重症化を食い止める効果も期待

ウイルスで死ぬのではなく、直接の死因は「活性酸素」

ここまで読まれたかたのなかには、「免疫力を高めればいいとは思うけれど、新型コロナウイルスは重症になる人もいて不安だ」という人もいるでしょう。

たしかに新型コロナウイルス感染症では、ちょっと前まで元気だったのに、突然、病状が悪化して命を落としてしまう例が報告されています。

高齢者のほか、糖尿病や肝硬変、肥満など特定の病気を持っている場合、若くても重症化しやすいことが明らかになっています。これは一般の感染症でも、よく見られる事例です。例えば、ビブリオ・ブルニフィコスの魚介類による食中毒（※）などです。

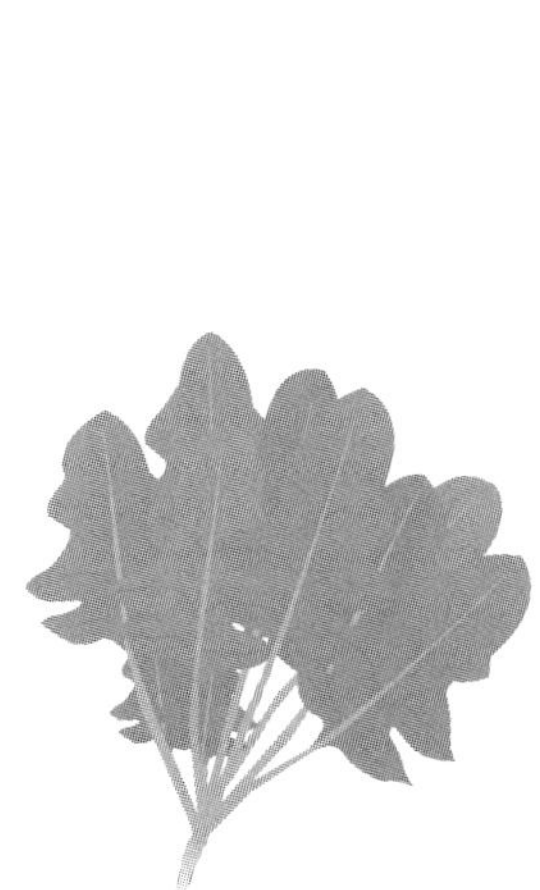

高齢者が重症化する原因には細菌とウイルスの複合感染の可能性が大いに考えられます。免疫力が低下している高齢者の場合、ウイルスに感染するとブドウ球菌や溶連菌、肺炎球菌、肺炎桿菌《かんきん》、緑膿菌などの細菌に感染する複合感染が起こりやすくなるのです。増殖した細菌が血液中に入り、体全体に広がる「敗血症」が生じます。そうなると発熱に加え、血栓ができやすくなって心筋梗塞や脳梗塞を起こしたり、呼吸不全になったりして致命傷となります。これらの細菌感染も活性酸素を生じます。

新型コロナウイルス感染症が悪化して亡くなったという報道を耳にすると、「体内に侵入したウイルスに攻撃されて命を落とした。恐ろしい」と、皆さんが思うのは当然のことです。

しかし、ウイルスは病状を悪化させる引き金にはなりますが、必ずしも直接の死因ではないかもしれないのです。実は、真の死因は増えすぎた活性酸素にあります。

先にお話ししたように、免疫システムのうち最初に働く自然免疫でウイルスをスムーズに排除できると、スムーズに治癒に向かうことができます。ところが、体内のウイルスの量が多いと、白血球とウイルスの闘いは泥沼化します。

白血球は大量のウイルスを駆除するために、活性酸素を大量に作ります。これでウイルスに対する攻撃力は高まりますが、同時に増えすぎた活性酸素が体の組織を傷つ

ウイルスに感染して起こる
サイトカインストーム（免疫の暴走）の概略

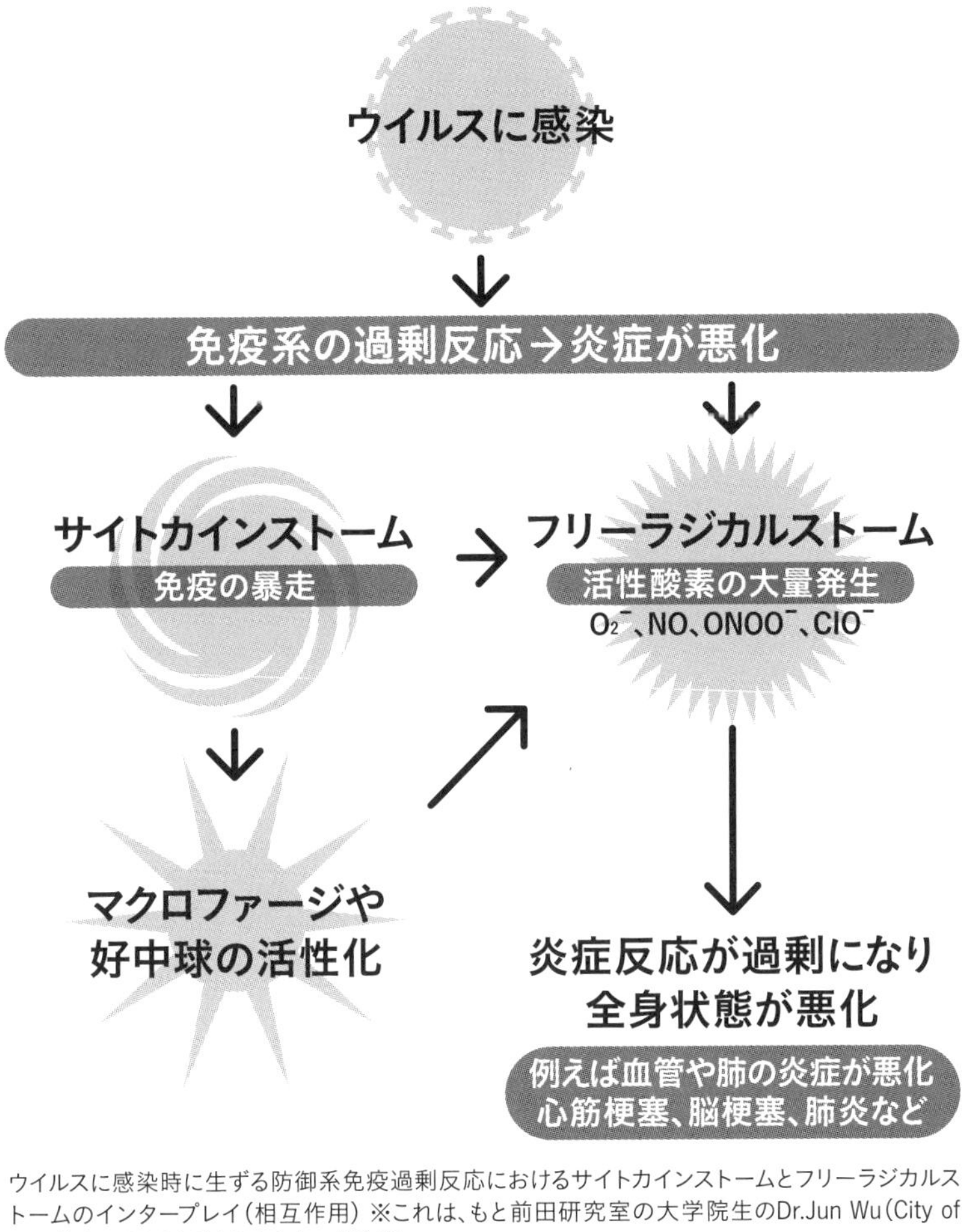

ウイルスに感染時に生ずる防御系免疫過剰反応におけるサイトカインストームとフリーラジカルストームのインタープレイ（相互作用）※これは、もと前田研究室の大学院生のDr.Jun Wu（City of Hope）,CaLif.,USAがまとめたものを改変

けて炎症を招きます（前ページの概念図参照）。

ウイルスが暴れている場所には、自然免疫で重要な働きをするマクロファージが駆けつけ、「ここに敵がいて炎症が起きている。敵を撃退して体を守ろう」という信号を周囲の白血球に送ります。この信号の働きをするのが、たんぱく質の「サイトカイン（インターロイキン）」という物質です。

白血球は信号を受け取ると、ウイルスを攻撃するために炎症部位にどんどん集まってきます。ウイルスが肺にいる場合、白血球から大量の活性酸素が肺へ発射・放出されます。

結果、肺の炎症が激しくなり、さらに各種のサイトカインが大量に放出されて白血球が活性化します。こうして免疫が過剰に働き始めると、ウイルスがいなくなっても活性酸素の放出が止まらず、肺の炎症が悪化します。

このとき一酸化窒素（NO）も生成され、活性酸素（O_2^-）と反応して、より強力な毒性をもつパーオキシナイトライト（$ONOO^-$ オーノー）となって組織に障害を与えます。この活性酸素による組織障害は、キサンチン酸化酵素（XOと略）という酵素を活性化させます。それがまた大量の活性酸素を生成します。

免疫システムでは、敵を攻撃するアクセル役と攻撃をほどほどに抑えるブレーキ役の細胞（制御性T細胞）が働いています。しかし、サイトカインが過剰に放出されることでアクセルとブレーキのバランスが崩れ、免疫の暴走が止まらなくなります。

このように各種のサイトカインが大量に出て免疫が暴走する状態を「サイトカインストーム」といいます。

サイトカインストームが起こると、活性酸素や一酸化窒素が爆発的に発生して、発熱や頭痛、倦怠感、脱水などの症状が重くなり、全身状態が悪くなります。

肺炎が悪化すると呼吸不全となり重篤です。血管にも炎症が生じ血液が固まりやすくなって血栓が生じ、血圧の上昇や心筋梗塞、脳梗塞を引き起こします。さらに病状が進むと多臓器不全から死に至ります（185ページの図参照）。

サイトカインストームによって生じる大量の活性酸素や一酸化窒素が甚大なダメージを与えて命を落とす。これこそが新型コロナ感染症が重症化するしくみであり、ウイルスは直接の死因ではないのです。

感染したマウスで「活性酸素説」を世界で初めて証明

30年以上前になりますが、私は、インフルエンザウイルスに感染したマウスの実験によって、ウイルス感染症の死因は活性酸素であることを世界で初めて証明しました。

インフルエンザが悪化して死んだマウスを調べたところ、マウスの体内にウイルスは全く存在せず、肺のなかには、活性酸素（スーパーオキサイド）が大量に発生していることが判明しました。その発生量は、非感染時の200〜600倍に達していました。このときは先に述べたXOが激増していました。さらにまた、一酸化窒素（NO）も爆発的に生成されていることがわかりました。

マウスの体内で爆発的に発生した活性酸素と、強力な毒性を持つパーオキシナイトライト（$ONOO^-$）の発生によって、肺に重い炎症が生じマウスを死に至らしめたのです。

私は、マウスの死亡原因が活性酸素であることを証明するため、活性酸素を消去する物質をマウスに与えました。結果、インフルエンザウイルスに感染したマウスの95％が生存しました。

「ウイルス感染で宿主を殺すのは、ウイルスではなく活性酸素である」という事実を、私は、科学雑誌『サイエンス』（1989年）や米国科学アカデミー紀要『PNAS』（1996年）などに発表し、当時の科学界で大きな話題になりました。

野菜スープで免疫のバランスを整える

インフルエンザウイルスと新型コロナウイルスでは潜伏期間などに違いはありますが、両者は類似点も多く見られ、ウイルスに感染して重症化するプロセスは同じと考えられます。

新型コロナウイルスに感染したとしても、重症化をくい止めるうえで野菜スープは役に立ちます。野菜スープには、活性酸素を消去するファイトケミカルやビタミン類、グルタチオンなどがふんだんに溶け出しています。体内で発生する活性酸素を野菜スープに含まれる有効成分でコントロールできれば、ウイルス侵入後の炎症を抑えることも不可能ではありません。

別項で述べたように食物繊維には免疫力を高める働きがあります。食物繊維をとって善玉菌を増やすと、過剰な免疫の反応を抑える制御性T細胞を活性化する可能性があることも近年の研究で明らかになっています。

敵に対する攻撃が激化して活性酸素が増えると、わが身を滅ぼしてしまいます。そこで制御性T細胞が、「もう攻撃はいい加減にしなさい」と指令を出して攻撃モードを鎮めるのです。

免疫のアクセルとブレーキのバランスが整うことで、がん細胞やウイルス、細菌などをうまく駆除して病気を防ぐことができるというわけです。

野菜スープを常食しているかたから、アレルギーや難病の自己免疫疾患が改善したという声が寄せられています。アレルギーや自己免疫疾患は、免疫が過剰に働いて自分自身の体を攻撃することによって生じます。

野菜スープで腸内環境が整い、免疫のアクセルとブレーキのバランスがよくなって症状が改善したのではないか、というのが私の仮説です。

野菜スープは、抗酸化力と免疫力を強化して病気に負けない体をつくります。スープだけでなく、野菜をたっぷり入れた具だくさんのみそ汁や鍋料理もお勧めです。鍋に残ったつゆを雑炊にして食べると、有効成分を余すことなくとることができます。

インフルエンザと新型コロナウイルスのダブルパンチとなる冬場はもちろん、四季を通じてスープや鍋、みそ汁で野菜をしっかりとり、ウイズコロナを元気に乗り切りましょう。

※ビブリオ菌が付着した魚介類（寿司や刺身など）を食べて生じる食中毒。主として夏場に起こる。

コラム

うがいは手洗いに劣らず重要！ 私が実践する「塩水うがい」

有効な感染対策となる「うがい」の3つの効用

新型コロナウイルスの感染防止対策として、「手洗い」や「マスクの着用」の重要性がたびたび専門家からは指摘されています。

ところが、「うがい」の重要性についてはほとんど語られていません。うがいは手洗いに劣らない重要な感染防止策です。積極的に行う必要があることを、ここで強調しておきます。

新型コロナウイルス感染症は、鼻・のど・肺などを介して呼吸器系にウイルスが侵入し生じる呼吸器感染症です。すなわちウイルスは、口やのど、鼻から入り、上気道（気管の粘膜）、肺へと移動していきます。第一関門である口や鼻、のどにくっついているウイルスをうがいで洗い流すことによって発症を予防することができます。

うがいはウイルスだけでなく、別項で述べる家ダニのプロテアーゼ（194ページのコラム参照）の排除にも役立ちます。プロテアーゼはウイルス感染を促進する重要因子です。家ダニのフンが乾燥すると、フンに含まれるプロテアーゼが空気中に浮遊し、鼻や口から侵入します。家ダニのプロテアーゼを減らすことは、感染リスクの低減になります。

さらにまた、うがいにはのどの乾燥を防ぐ効果もあります。

のどの粘膜には、外部から侵入してくる異物を排除する繊毛細胞があります。ウイルスや細菌などの異物を粘液でとらえ、繊毛細胞が波を打つように動き（波打ち作用）、外へ排出します。

しかし、空気が乾燥してくると、粘液の粘度（ねばりの度合い）が高くなって波打ち作用が妨げられ、排出機能が抑えられる結果、ウイルスなどの排出がされにくくなり、感染します。

ですから、繊毛細胞の働きを保ちウイルスをブロックし排出することができるように、うがいをしてのどの粘膜を潤しておきましょう。

日に5〜6回は塩水うがい。人混みが気になったら「鼻うがい」も

マスクを着用していても、帰宅後はうがいを徹底しましょう。お勧めは「塩水うがい」です。真水より少し塩分があるほうが、たんぱく質が溶けやすくなるので、口やのどにへばりついたウイルスがはがれやすくなります。

塩水は、コップ1杯の水かお湯に、一つまみ塩を入れて作ります。ただし、塩分が濃いとのどを傷めるので、塩を入れ過ぎないように。「お澄まし」の味になる程度の塩水を作るといいでしょう。

うがいをするときは顔を上に向け、塩水でのどの奥を洗うつもりで3～4回、ガラガラッとするだけです。

私は外出後だけでなく、研究所や家で過ごしているときも、日に5～6度は塩水うがいをしています。

普段は口とのどのうがいだけですが、出先で人混みが気になったときは、口とのどのうがいの後に、口から鼻に塩水を通す「鼻うがい」もしています。

鼻とのどはつながっていますから、頭を下に傾けると鼻から水が出てきます。真水で鼻を洗うと痛いのですが、塩水なら痛くありません。鼻がスッキリします。

コラム

換気と加湿がウイルスの増殖を防ぐ

空気清浄機はヘパフィルター仕様がお勧め

新型コロナウイルスの感染経路で懸念されているのが「空気感染」です。ウイルスを含んだ飛沫《ひまつ》の水分が蒸発すると小さな粒子（エアロゾル）になって空気中に飛散します。エアロゾルを吸いこみウイルスが体内に入って感染します。

空気感染を防ぐには、定期的に部屋の窓を開けて換気することも大切ですが、高性能の空気清浄機で室内の空気を無菌状態に近く保つことが大切です。

空気清浄機は、さまざまなタイプが出ていますが、私はヘパフィルター仕様の空気清浄機をお勧めします。ヘパフィルターは空気中の微細なちりやウイルスを濾過《ろか》する高性能フィルターです。無菌状態を保つ必要がある病院の手術室や私たちの実験室でもヘパフィルターで空気を循環させています。

最近では、ヘパフィルターより一段と高機能の米国製のフィルターも出ています。ヘパフィルターについて英国航空の機長が次のような話をしてくれました。

かつては長時間に及ぶ東京とロンドン間のフライトでは、インフルエンザの感染者が一人でもいるとたちまち集団感染が起こっていたそうです。機内が高度に密閉されていることが原因でした。

ロンドンのヒースロー空港に到着すると、発熱した人を搬送する救急車が何台も待機していることがよくあったそうです。その後、各航空会社は機内と外部の空気の高速換気に加えて、ヘパフィルターを設置して空気清浄に取り組み、集団感染問題は解決したそうです。

家ダニのフンがウイルス感染を促進する

最近はヘパフィルターのついた家庭用空気清浄機が数多く出回っているので、検討してみるといいでしょう。

「家でそこまでやる必要があるかな？」と思う人もいるでしょう。私が高機能の空気清浄機をお勧めするのは、ウイルスの排除以外にも理由があります。

空気中には、家ダニのフンに含まれるプロテアーゼという物質が浮遊しています。プロテアーゼは、ウイルスの感染を促進する働きがあり、除去することが感染防止対策になるからです。

プロテアーゼは、人や動物、ウイルス、細菌も持っているたんぱく質を分解する酵素です。体内で炎症が生じているときは、ある種のプロテアーゼが活性化し痛みが出ます。

また、血管壁を構成している細胞同士の隙間が広がって、血管内と血管外の物質が移動しやすくなるという現象が起こります。結果、血液成分が血管外に漏れ出してむくみや血圧低下などさまざまな症状が悪化していきます。

私たちの体にはプロテアーゼの働きを抑える働きが備わっていますが、細菌やダニのプロテアーゼを抑えることができず、感染症やアレルギー症状の悪化を引き起こすことになります。

私たちの研究で、インフルエンザウイルス感染症の悪化に、家ダニのフンのなかにあるプロテアーゼがかかわっていることがわかっています。

家ダニは人の居住空間に必ずいます。室内でダニのプロテアーゼを集め、一千万分の1gという超微量をマウスの鼻に滴下した後、インフルエンザウイルスに感染させました。すると肺のなかのウイルス量はプロテアーゼがないときと比較して100倍も多くなり、マウスは100％死亡しました。

ダニのプロテアーゼは、細菌が持つプロテアーゼと同じく、きわめて強力な感染促進物質となります。室内の空気が乾燥するとダニのフンも乾燥して空気中に飛びやすくなります。これを吸いこむとウイルスの増殖を促すことになります。

ヘパフィルターはウイルスや細菌、ダニ、大きな飛沫を捉えて空気を浄化する働きがあります。室内の乾燥を防ぐ加湿機能がついた空気清浄機を設置すれば、より効果的な感染防止策となるでしょう。こまめな掃除でダニの死骸やフンの粉塵を駆除することも、有効なコロナ対策です。

「最強の野菜スープ」なんでもQ＆A

Q 野菜スープを圧力鍋で作ってもいいでしょうか？

A 10～15分といった通常の時間であればOKです。ただし、30分以上の長時間になると有効成分は徐々に減少します（これは化合物によって違うので、一般化は難しい）。多くの化合物は高温で分解しますが、それには時間がかかります。圧力鍋で煮るのは通常は短時間なので、ファイトケミカルの変化はさほど気にしなくていいでしょう。圧力鍋を使うと時短にもなります。

Q 野菜は何種類ぐらい入れればいいですか？

A ファイトケミカルやビタミンなど有効成分の種類や含量は野菜によってまちまちなので、できるだけ多種類を使うようにしましょう。多種類のほうが有効成分の総合力が増します。わが家では少なくとも7～8種、多いときは10種類以上入れています。葉物とタマネギはほとんど毎回、トマトやカボチャ、ニンジンもよく使います。

Q アクは捨ててもいいでしょうか。食べたほうがいいでしょうか？

A アクもファイトケミカルなので、特に取り除く必要はありません。ただし、アクがあることで味が損なわれたり、においが気になったりする場合には取り除いたほうがいいでしょう。無理をして食べる必要はありません。

Q 煮る時間は、長いほうが効果的なのでしょうか？

A 通常、煮込むのは20～40分、長くても1時間です。それ以上長くする必要はありません。固い野菜の場合は、油であらかじめ炒めてから煮込むと短時間で柔らかくなり、まろやかでコクのあるスープになります。

Q 主人は透析治療を受けているのですが、野菜スープを食べて大丈夫でしょうか？使ってはいけない野菜とかあるでしょうか？

A 野菜を小さめに刻んで一晩水につけておと、水に溶けるカリウムはかなり減るはずです。その野菜を使うといいでしょう。しかし、腎臓病でカリウム制限を受けているかたは、病院から野菜の摂取についても指導を受けているはずです。まずは病院の指示にしたがってください。

Q 長期に保存すると味が落ちることが悩みです。どうすればいいでしょうか？

A 有効成分は時間がたつにつれて多少は変化しますが、2〜3日ぐらいなら冷蔵庫で保存して大丈夫です。それ以上、保存する場合は冷凍します。ただ、酸化は時間とともに進みます。冷凍下でも酸化は進むので、冷凍して長期に保存する場合には、酸化を防ぐためにビタミンC（27ページ参照）を耳かき1〜2杯程度入れるとなお安心です。味は変わりません。

Q 野菜スープには魚や肉を入れると効果が落ちるのでしょうか？

A 野菜スープに肉や魚、牛乳などを入れると栄養バランスがよくなります。低栄養になりがちな病気の人や高齢者には、牛乳やチキンスープなどたんぱく質成分のあるものを加えて作ることをぜひお勧めします。弱った体を元気にする「メディカルスープ」になります。鶏ガラや魚の骨には、皮膚や血管に大切なコラーゲンが多く含まれています。

Q 塩は加えてもいいでしょうか？

A 野菜や果物にはナトリウムに拮抗するカリウムが多く含まれているので、少々の塩味はかまいません。おいしく食べて長続きすることが大切です。精製塩より自然塩の岩塩などのほうがマグネシウムやカルシウムが多いので好ましいでしょう。また、だしじょうゆ、みそ、カレー粉、コンソメ、ブイヨンなどで日ごとに変化を出すのもいいと思います。
しかし、野菜スープを食べ続けていると自然と薄味に慣れてきて、野菜のうまみだけで食べられるという人も多いです。

Q 市販のだしを使ってもいいですか?

A 濃い味付けに慣れている大人や育ちざかりのお子さんには、野菜だけだとどうしても物足りなく感じてしまいます。おいしく食べてくれるのであれば、そのような市販品も利用するといいでしょう。

いちばん大切なことは、野菜スープをおいしく食べて続けることです。そのためには市販のだしやスープの素を使ってもいいでしょう。

ただ、防腐剤、保存剤など添加物が含まれていない商品を選ぶようにしましょう。

また、病気や高齢で体力が落ちている人には、栄養とカロリーをとってもらうために、濃いめのチキンスープを入れるといいでしょう。濃縮したチキンスープの市販品もあります(例えば、日本スープ株式会社096-247-1737 http://www.nippon-soup.co.jp)。

おわりに

無数の読者の善意ある御厚意に応えて

本書の執筆の動機は、「はじめに」にも書きましたように、これまでの『最強の野菜スープ』の第一弾・第二弾に対して、おびただしい感謝のお便りを読者のかたがたから頂戴し、数多くの人たちのお役に立っていることがわかったことです。

私は50年以上にわたり、抗がん剤の開発に取り組んできました。従来の抗がん剤は、がん細胞を殺傷するだけでなく、正常細胞も傷つけるため、白血球の減少や、おう吐、吐きけ、食欲不振、脱毛、手足のしびれ、脱毛などの副作用をもたらします。私は、抗がん剤の問題点を解決すべく研究を進め、副作用がほとんどなく、着実に効果が得られる抗がん剤の開発に成功しました。開発当初の抗がん剤をさらに進化させ、現在、実用化を目指していますが、いろいろな規制があり、なかなか進みません。

しかしながら、なんといってもがんにかからないのが第一です。つまり、「予防が重要」なことを痛感しています。

日本人の二人に一人はがんにかかるといわれています。がんの発生には、活性酸素が密接にかかわっています。私が考えたのが、活性酸素を抑え込む食品は何かないかということです。

そこで、植物である野菜に着目しました。ヒトと比べて植物が紫外線を浴び続けてもがんにならないのは、植物が作る抗酸化物質のおかげではないかと考えたのです。

そのような訳で、これはもう20年以上も前のことですが、八百屋さんからいろいろな野菜を買い求め実験を始めました。

まず、生の野菜を乳鉢ですり潰して上澄みの抗酸化物質であるファイトケミカルを測定しました。一方で、同じ野菜を5分間ゆでた野菜の煮汁（スープ）を測定しました。驚いたことに、生よりも煮汁（スープ）のほうにファイトケミカルがはるかに多く認められたのです。

どのような内容の食事をとれば、より活性酸素を抑えるか？　私たちは実験事実と科学的な根拠から「野菜スープがベスト」であるという研究結果を見出しました。

この発見は、私ががん予防を推し進める強い力となりました。この観点からの詳細は『活性酸素と野菜の力』（2020年改訂増補　幸書房）に記載しています。

「Eureka《ユーリカ》！（やった！　見つけた！）」

私はもともと微生物学の教授でしたから、ウイルスや細菌が感染を起こすしくみについても研究していました。

ドイツの細菌学者ロベルト・コッホは感染の定義の一つに、「感染症の原因となる病原体は必ず、感染病巣（局所）に見出さなければならない」をあげています。

私は、この定義を確認するために、マウスをインフルエンザウイルスに感染させて追跡調査をしました（187ページ参照）

感染の途中まではコッホの定義どおり、マウスの体内でウイルスは増殖し検出できました。ところが、病状の悪化がひどくなり始めた頃からウイルスは減少し、マウスが死んだときは、ウイルスは完全にいなくなりました。

それでは、何がマウスを殺したのか？　犯人は何か？　と考えたときに、活性酸素が犯人ではないかと推測しました。しかし、活性酸素の寿命は極めて短く計測が困難でした。また、通常の毒物は物質として重さを量ることができますが、活性酸素は重さでは量れません。

私は、実験で工夫を重ね活性酸素を捕まえることに成功しました。さらには、活性酸素を消去する物質を与えると、マウスの肺炎が治ることも発見しました。

こうしたいろいろな裏付けをとりながら専門的な研究を行い、マウスの体内で大量に発生した活性酸素が炎症をもたらし、病状を重症化させてマウスを死に追いやった真犯人であることを世界で初めて証明しました。

これら一連の実験・証明を終えたとき、私はコッホの定義の一つを越えたことにビックリしました。と同時に、「Eureka《ユーリカ》！」（やった！　見つけた！　という言葉〈※〉）という心境でした。この30年前の「ウイルスなきウイルス病」の研究発表は、欧米の医学界、科学界でセンセーションを巻き起こし、テレビや雑誌でひろく報道されました。

※ Eureka（ギリシア語由来の感嘆詞。英語の発音は「ユーリカ」）
古代ギリシアの科学者アルキメデスの言葉として知られる。アルキメデスは風呂に入ったとき、湯ぶねの水位が上がることに気づき、上昇した分の水の体積が水中に入った体の体積に等しいと気づいた。この発見に興奮したアルキメデスは、湯ぶねから飛び出し「Eureka!」と叫びながら街中を駆け抜けたという伝説が残っている。欧米圏では、何かを発見したときによく使われる言葉。

世界中を巻き込んだ新型コロナウイルス感染症の重症化にも、活性酸素がかかわっているといえます。したがって、活性酸素を抑え込む野菜スープは、新型コロナウイルス感染症の重症化予防にも役立つのです。

読者の皆さんからたくさんの宝物をいただいた

新型コロナウイルス感染症の終息はまだ見えずストレスフルな日々ですが、野菜スープを毎日1杯飲むだけで栄養を補い、胃腸から体を健やかにし、抗酸化力、免疫力を高め、健康を維持することができます。

最近は、脳と腸の関係を指摘する研究が数多くあり、腸内環境をよくすることは脳や精神を安定させることにもつながると指摘されています。野菜スープがもたらす健康効果は計りしれません。

毎朝飲むポタージュスープは、私にとっても大いなる活力源です。

「科学者は、研究成果を社会に還元して実生活に役立ててもらうべき」と、私は常々考えています。多くの人々に健康になっていただきたいという願いを込めて、私は野菜スープの効果を世の中に広めてきました。

2冊の著作を上梓し、多くの読者から病気改善、体調回復、心が前向きになったなどのご報告をいただきました。私のほうが皆さんから「宝物のようなご報告」をいただき、研究者としてこの上ない喜びです。

稿を結ぶにあたって、ご報告を寄せてくださった皆さんに心から感謝したいと思います。本書を通して皆さんの声を新たな読者、世の中にフィードバックし、一人でも多くの人の健康に寄与することができるよう願っています。

編集で多くのご協力をいただいた岩崎裕朗さん、斉藤季子さん、当方秘書の西純子さんに感謝いたします。

参考文献

・『活性酸素と野菜の力』改定増補　前田浩著　金澤文子執筆協力　幸書房　2020年
・『本当は危ない国産食品』奥野修司著　新潮選書　2020年
・『最強の野菜スープ』　前田浩著　マキノ出版　2017年
・『最強の野菜スープ　活用レシピ』　前田浩・古澤靖子著　マキノ出版　2018年
・『ウイルスにもがんにも野菜スープの力』前田浩著　幻冬舎　2020年

前田 浩（まえだ ひろし）

1938年、兵庫県生まれ。熊本大学名誉教授、大阪大学大学院医学系招聘教授、東北大学特別招聘プロフェッサー、バイオダイナミックス研究所理事長。

ドラッグ・デリバリー・システム（DDS　※1）研究の世界的なパイオニアで第一人者。2016年には、「がん治療における高分子薬物の血管透過性・滞留性亢進（EPR効果　※2）の発見」で、トムソン・ロイター引用栄誉賞（※3）を受賞し、化学部門の世界のトップ5に選ばれ、ノーベル化学賞候補に挙がる。

また1989年には、「ウイルス感染で宿主を殺すのはウイルスではなく活性酸素であること」を世界で初めて証明し世界的に注目される。

※1：ドラッグ・デリバリー・システム（DDS）
体内の薬物送達と放出を制御し、コントロールする薬物送達システムのこと。特定の作用だけを取り出し、病気の局所（たとえばがん局所）のみに送達し、薬物の効果的を高め作用する。また、副作用の軽減につながり、医療費の削減も期待できる。

※2：EPR効果
高分子薬剤が選択的にがんに送達し、そこにとどまりやすい現象を発見し「EPR効果」と命名・提唱。がんに薬剤をピンポイントで送ることができる。抗がん剤の効果の増強と副作用の軽減が期待できる。

※3：トムソン・ロイター引用栄誉賞
アメリカの調査会社トムソン・ロイター（現クラリベイト・アナリティクス社）が、世界最高水準の学術文献データベースを用いて、学術論文の引用数などから、ノーベル賞クラスと目される研究者を選出し、その卓越した研究業績を讃える目的で物理学、化学、医学、生物学などの分野で引用栄誉賞として顕彰している。

ブティックサプリ

最強の野菜スープ　40人の証言　新装版
がんや感染症に負けない免疫力＆抗酸化力をつける

2023年9月30日　初版発行

著　者　前田　浩
発行人　志村　悟
編集人　東宮千鶴
発行所　株式会社ブティック社
TEL　03-3234-2001
〒102-8620　東京都千代田区平河町1-8-3
編集部直通：☎03-3234-2071
販売部直通：☎03-3234-2081
ホームページ：https://www.boutique-sha.co.jp/
印刷・製本　図書印刷株式会社

ISBN 978-4-8347-9078-8
PRINTED IN JAPAN
※この本はマキノ出版の書籍を、ブティック社が再出版したものです。